JN247297

何をしてもダメだった
心が強くなる習慣

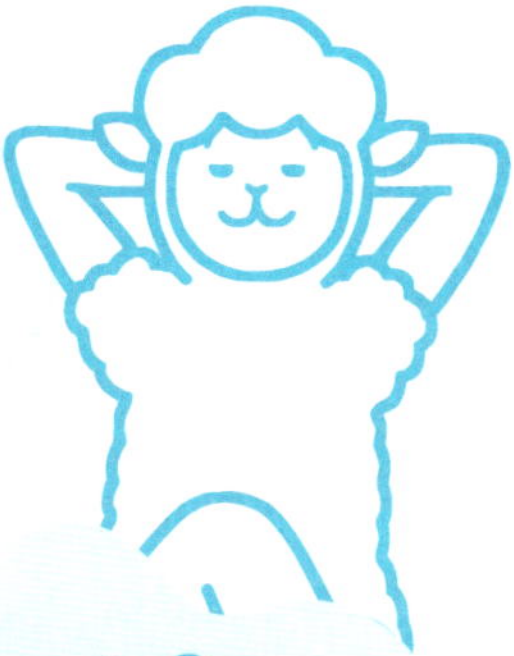

メンタル弱いが一瞬で変わる本

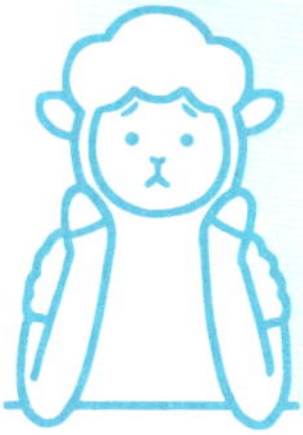

片田智也
Katada Tomoya

PHP

まえがき

あなたは、落ちこみ、不安、ゆううつ、イライラ、ネガティブな感情にとらわれたり、ものごとのマイナス面ばかりを見たり、後ろ向きに考えたりしていませんか。

メンタルが弱い自分を見つけては深いため息をつき、「なんでこんなに弱いのだろうか」と、自分自身にガッカリすることはありませんか。

「どうにかメンタルを強くしたい！」と、あなたもいろいろなものを試してきたのでしょう。なのに何も変わらない。そんな経験を繰り返していると「いい加減イヤ」になるものです。


私はあなたのメンタルが強くならなかった理由を知っています。とてもシンプルな理由です。

あなたは「メンタルの弱さ」を悪いものだと思っていませんか。いらないものなので、見つけたら「さっさとゴミ箱に捨てなければ！」と。

たしかに、不安や落ちこみ、マイナス思考、ネガティブな感情というのは気持ちのよいものではありません。なるべくなら避けて通りたい。


でも、その前提こそ、間違いだったのです。

「メンタルの弱さ」は悪ではありません。「いらないもの」なんてとんでもない。それはゴミではなくて、むしろ「強さの材料」なのです。

あなたのメンタルが何をやっても強くならなかったのは、「強さの材料」であるマイナス思考やネガティブ感情をゴミ箱に捨ててきたから。


たとえば、私は私以外の家族が全員、うつ病と診断されたことのあるメンタルが弱い血筋。私自身、ありえないほど慎重で繊細《せんさい》、後ろ向きです。

でもそれのどこが「悪い」のでしょうか。もし、それらをゴミ箱に捨ててしまっていたら、いまの私はまず存在していなかったでしょう。

私は二十代で独立し、経営者となって三年後、緑内障《りょくないしょう》という目の病気にかかり、中途の視覚障害者となりました。不安や落ちこみ、後悔、劣等感は飽きるほど経験していますし、同じ年にうつと診断された姉を自死でなくしています。

怒りや悲しみ、無力感、さびしさがごちゃ混ぜ。「もう生きていても意味がない」と死を考えたことも、もちろんありました。でも、どん底を這《は》いまわっているとき、ふと、思ったのです。

「意味がないなら自分でつくるしかない」と。それから私は「姉の死の真相を知りたい」と精神医療や精神障害、向精神薬について調べるようになりました。

その後、精神療法や哲学を学びながら「メンタルの弱さ」とは何なのか、その答えを進化生物学に求めるようになりました。

進化生物学では原則的に「遺伝している形質（傾向）は、何らかのかたちで生存の維《い》持《じ》、繁殖の成功に役立っている」と考えます。つまり、不安や落ちこみにも意味があるということ。あなたはその意味をまだ知らないだけなのです。

メンタルの弱さの意味を知って以降、一万人以上のカウンセリングに携《たずさ》わり、講演や企業研修の受講者の数は延べ二万人を超えています。メンタルが弱いはずの私が視覚障害のハンディを克服し、そういった仕事を続けられているのも、**人が遺伝的に持っている「自然な弱さ」を、すべて「強さの材料」として利用できたからです。**

これまであなたはメンタルを強くするため、いろんなことをしてきました。でも、その結果、あなたのメンタルは強くなったのでしょうか。

「ものごとのプラスの面を見る」「過ぎたことでクヨクヨしない」「変えられないことを考えない」など、こういった「よく耳にするメンタル強化法」は、どれも「メンタルの弱さを否定すること」が前提となっているはずです。

しかし、弱さの否定からは、本当の強さは絶対に生まれません。本当に強い人はそのことをよく知っています。

マイク・タイソンというボクサーをご存知でしょうか。デビュー後、たった二年ほどで三つの団体の世界王者となった史上最強のボクサーです。

でもそんなタイソンでさえ、試合前はいつも負ける恐怖心から手が震えていたそうです。どんなに強い人でもこういった「自然な弱さ」はあるもの。「人間、みんなメンタルが弱い」のです。

当時、タイソンのトレーナーを務めていたカス・ダマトはこのようにアドバイスしています。「恐怖心というものは人生の一番の友達であると同時に、敵でもある。ちょうど火のようなものだ」と。

つまり、恐怖心という弱さを遠ざけるのではなく「仲良くなって力を借りなさい」というわけです。

これまでのあなたは、「火」を敵とみなし、「危ないもの」と遠ざけてきたようなもの。「火」を怖がっていれば、それを道具として使いこなせないのはもちろん、いつまでも「火」を恐れて暮らすことになるでしょう。

メンタルの弱さも同じ。あなたはこれまで、落ちこみや不安と仲良くしてきましたか。それらを恐れて遠ざけてきたのではないでしょうか。

どんなことをしてもあなたのメンタルが強くならなかったのは、あなたが「弱い人間」

だからではありません。ただ単にマイナス思考やネガティブさといった、本来、利用するべき「強さの材料」をなんとなく否定してきたからです。

メンタルの弱さは悪でも敵でもありません。たとえば「筋肉痛」のような必要悪であり、むしろあなたの味方です。

なぜ「メンタルの弱さ」を人間が持ちつづけているのか、進化生物学的な背景を知れば、それが恐れるものではなく、むしろ、利用する道具である、と納得できるでしょう。

あなたがこれからするべきことは、大きくいうと三つです。

- **自然な弱さを人間らしいと認めること**
- **弱さが警告している意味を読みとること**
- **その意味にしたがって行動を修正すること**

人間はみんな「自然な弱さ」を持っています。それは身を守るための警告システム。常に私たちの行動を最適化してくれています。

なのにそれを否定するということは、みずからの身を危険にさらすということ。結果、生まれるのが「不自然な弱さ」です。それをくつがえすために「不自然な強さ」、つまりガマンや強がりを続けているから、苦しいのではないでしょうか？

自然な弱さと友達になってください。感情や感覚の警告を読みとり、素直に行動を変えていけば、「自然な強さ」が身につきます。

「そんなこと自分にできるか不安だな」

大丈夫。今あなたが感じている不安は「自然な弱さ」です。消したり、無視したり、ごまかしたりしなくてよいのです。

これからお伝えする内容を理解し、実践していただければ、あなたのメンタルは確実に、強くなっていきます。

「メンタル弱い」が一瞬で変わる本　目次

第一章 あなたのメンタルが「いつも弱っている」理由

第二章

自然な弱さはすべて「人間らしい」と認めよう

第三章

不自然な否定と強がりでメンタルをいじめない

第四章

感情の力を借りればメンタルは自然と強くなる

第五章

感情の警告信号は思考ではなく、行動で応える

第六章

人間関係を最適化すると自然な強さが生まれる

装丁　小口翔平＋須貝美咲（tobufune）
装画　白根ゆたんぽ

第一章

あなたのメンタルが「いつも弱っている」理由

メンタルが弱い人、いまメンタルが弱っている人

この世に「メンタルが弱い人」など一人もいないと、私は考えます。でも、「メンタルが弱っている人」はたくさんいます。どういうことなのか説明しましょう。

そもそもメンタルが強い、メンタルが弱いという考え方そのものが「少し変」なのです。わかりやすいよう、まず体の場合を考えてみます。

たとえば、運動神経がよくて筋骨隆々《きんこつりゅうりゅう》のスポーツマンがいたとしましょう。体が強いか、弱いかでいえば、あきらかに「強い人」です。

そんな強い人がインフルエンザにかかったらどうなるでしょうか。三十八度台の熱が出ると体が思うように動きません。立ちあがることはおろか、ベッドから起きあがるのも大変です。

さて、彼は「体が弱い人」なのでしょうか。もちろん違います。**体が弱い人ではなく、「いま体が弱っている人」というのが正解です。**発熱というのはウイルスを殺すための防《ぼう》御《ぎょ》反応であり、そのせいで「いま弱っている」だけです。

起きあがれないことを「体が弱い」と嘆いたり、「動かなきゃ」と強がってはいけません。それをすると治りが遅くなります。必要があって「いま弱っているのだ」と弱さを認めて寝ていれば、自然と体の状態はよくなるでしょう。

それと同じ考え方をしてください。たとえば、もしあなたがサイフを落としたら、どんな気分になるでしょうか。落ちこみますね。肩を落とし、ため息をついたり、クヨクヨ嘆いたりする。それを「メンタルが弱い」というのでしょうか。

体の場合と同じで、「いま弱っている」のです。たとえ普段、前向きでポジティブな人でもサイフを落としたらふつうは落ちこみます。まったく落ちこまない人がいたら、それこそ異常です。

落ちこみというのは、「二度と同じ目にあわない」ため、対処をうながす防御反応であり、そのせいで、「いま弱っている」だけなのです。

差がつくのはその先です。私が出合った「メンタルが弱い人」というのは、落ちこんでいることを「情けない」と嘆いたり、「早く忘れないと」と強がったり、自然な弱さを否定しているのです。

それでも落ちこみが消えないと「メンタルが弱い自分はダメだな」と自己否定をし始める。**それは、いわば「ムダな自己否定」です。**

たとえば、足をねんざしてうまく歩けないとき「体が弱い」と自己否定などするでしょうか。痛みというのも防御反応であり、否定する必要も強がる必要もありません。そんなことをすれば「ずっと弱っている状態」が続きます。

落ちこみや不安、ゆううつ、クヨクヨというのも、すべて理由があって生じている防御反応です。

無視する必要も強がる必要もなければ、ましてや否定する必要など、どこにもありません。なのにそれを「ダメな自分」と否定していれば、あなたは一年間で何百回と「ムダな自己否定」をすることになります。
否定している自分のことを好きになることなどできませんし、自信、つまり自分を信じることも難しくなるでしょう。

前述したとおり、「メンタルが弱い人」はいないと思います。ただ「いま弱っていること」を認められず、ことあるごとに「ムダな自己否定」を繰り返して、自分を信じる力を殺してしまった「いつも弱っている人」がいるだけなのです。

メンタルは二つの軸でとらえると真実が見える

あなたはメンタルが弱い人ではありません。防御反応として生じている自然な弱さを無視したり、ごまかしたり、ムダな自己否定をしてきた「いつもメンタルが弱っている人」なのです。

安心してください。他人より多く自己否定してきて自信がなくなるのも、また自然なこと。自然な弱さを認め、それが**「二度と同じ目にあわないための力を授《さず》けてくれるもの」ということがわかれば、メンタルは自然と強くなります。**

無用な自己否定を繰り返せば、誰だって弱くなるもの。これまでのあなたはメンタルというものについて少し誤解をしていただけなのです。

なぜそのような誤解が生まれてしまったのでしょうか。それはメンタルを「強いか弱いか」という一つの軸でとらえてきたから。「強いか弱いか」でメンタルをとらえると、自然な落ちこみや不安までもが「悪いもの」に見えてしまいます。

メンタルをより正しくとらえるため、もうひとつ、「自然か不自然か」という軸を加えて、二つの軸であらためてメンタルを考え直してみましょう。

これまで一万人以上のカウンセリングに携わった経験からいえば、「メンタルが弱いんです」と訴える方々に共通しているのが、不自然さ。

ある男性会社員は「同僚の昇進を素直に喜べなくて、小さな人間だなと思います」と悩

メンタルのとらえ方の二つの軸

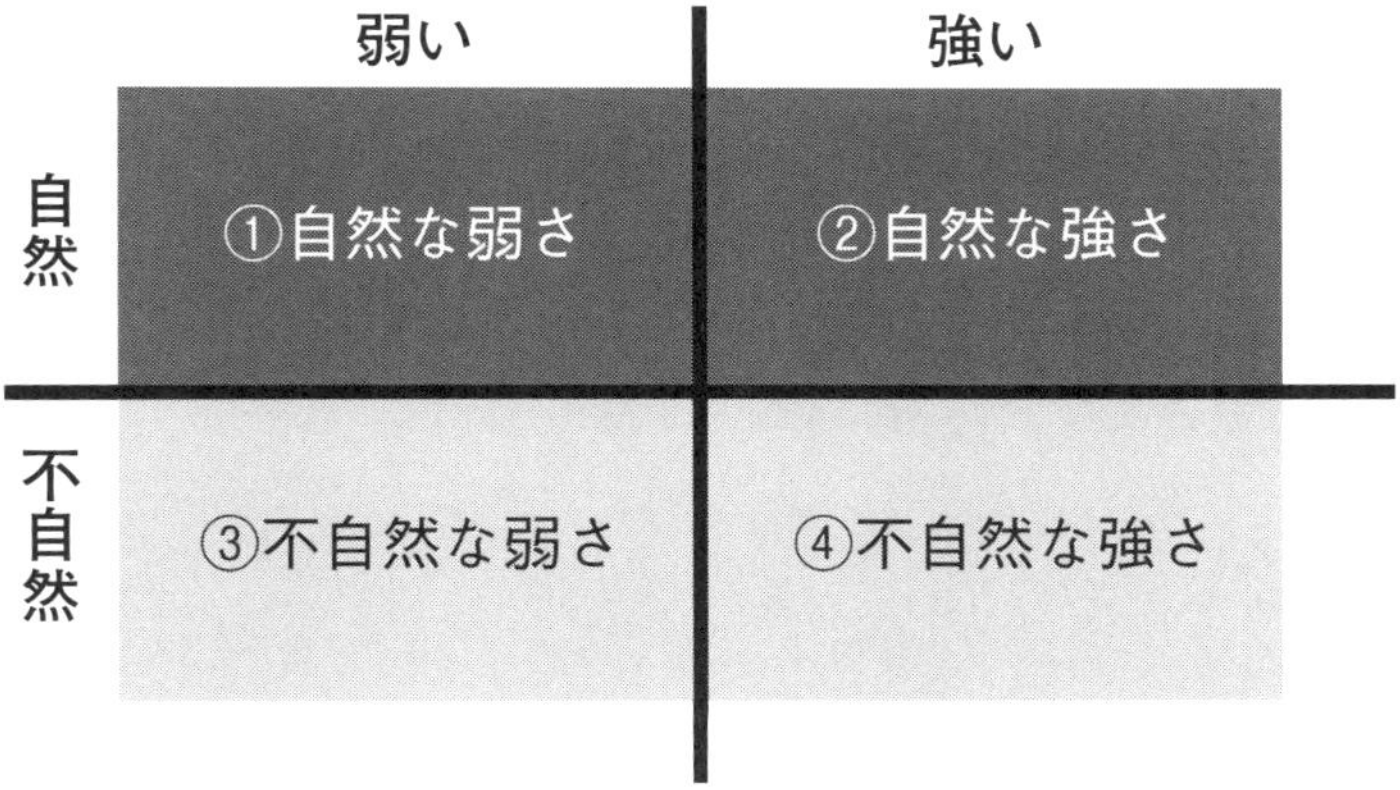

んでいました。

よくよく聞けば、ずっと横並びで、ライバルのように一緒にがんばってきた同期の昇進が決まったといいます。

「もちろん、うれしい気持ちはあります。でも何かもやもやしてしまって」と先輩に相談したところ、「自分のことのように喜べばいい」と言われたそうです。

要するにライバルに負けたのです。くやしさや劣等感、「なんでアイツだけ？」と、もやもやするのは自然な弱さです。それを押し殺し、「自分のことのように喜ぶフリ」はできても、「心の底から喜ぶこと」はきっとできないでしょう。

くやしさは深く向きあえば向きあうほど、成長する力を与えてくれます。「自分もがんばろう」と自然な強さが生まれるのは、くやしさや妬《ねた》みといった自然な弱さを消化したあとのこと。それらをごまかし、「喜んでいるフリ」で不自然な強がりを続けている人に成長はありません。

という話をしたところ、「いや、もちろんくやしいですよ！　でもそういうふうに考えるのはダメだと思っていました」とのこと。くやしさとは考えるものではなく、あくまでも感じるものです。

自然と湧いてくる感情や感覚を言葉や思考で不自然に美化してしまうのは、くやしさや妬みといった「弱さ」を「悪いもの」だととらえているからでしょう。

落ちこみや不安、クヨクヨ、マイナス思考やネガティブさなども同じです。いずれも意味があって生じている自然な弱さ。

メンタルについて「強いか弱いか」でとらえていると、どうしてもそれらを「良し悪《あ》し」とごっちゃにしてしまい、「必要悪」を否定することになります。

大丈夫です。ふつうに生きていれば落ちこみや不安といった必要悪はしょっちゅうあるもの。それらとの向きあい方を学べば、自己否定の回数も減らせますし、弱さを強さに変えることもうまくなります。

自然な強さを手に入れる方法を、ゆっくり見ていきましょう。

自然な弱さは防御反応、湧いた感情を疑わない

人間の体のしくみは、感情や感覚をつかさどる脳のしくみも含めて、およそ十万年以上前、狩猟採集時代のころから進化が起きていません。

どんな生活をしていたのか想像できるでしょうか。都市国家は当然、農耕文化が始まるよりはるか前のことです。

当時の暮らしには、危ないもの、未知なものがたくさんありました。たとえば、「食べ

るものがない」という食糧不足は日常茶飯事だったはずです。ライオンのような捕食者に狙われたり、自然災害に見舞われたり、他民族と戦うこともあったでしょう。

そういった危険なものから身を守る生活を経て、私たちの祖先は恐怖や不安のような「必要悪」を育ててきたわけです。

メンタルの自然な弱さというのは「防御反応として何かを警告している」と考えてください。

わかりやすい例でいえば、目の前に野生のライオンがいるとしましょう。恐怖心というのは「その場を離れなさい」という警告です。

「怖くない」と言葉で強がることはできても、そういった理性とは無関係に「ここにいたくない」と、逃げだすことを動機づけてくるでしょう。

一度、ライオンに遭遇した人が「また出くわしたらどうしよう」と狩りに出かけることに不安を感じるのも自然な弱さです。

不安というのは「未来の危険に備えなさい」という防御反応。安全なルートを確認したり、武器を用意したりとさまざまな準備をしなさいという警告です。気楽な古代人が「大丈夫、心配ない」と言っても備えないとソワソワ落ち着かなくなるでしょう。

「野生のライオンが怖いのはわかります。でも人の目が怖いとか不安だというのはおかしくないですか」と思うかもしれません。

大丈夫、それも自然な弱さのひとつです。人間は集団生活に適応した動物。いいかえると単独で生きられるような強い動物ではありません。

古代社会で集団から追いだされたり、仲間外れにされることは死につながる危険な状態です。その前触れとして人から嫌われる、見下される、軽く見られるなどのリスクを遠ざけたくなるのも立派な防御反応です。

私が緑内障という病気で目の障害を負ったのは二十八歳のころ。緑内障は、少しずつ目の見える範囲、視野が狭くなっていく失明の原因ナンバーワンの病気です。

右眼はほぼ失明に近く、残った左眼も真ん中がどうにか見えるぐらい。その小さな穴から見えるのは矯正して〇・〇八というボンヤリした世界です。

仕事や生活が不便になったのはもちろん、でも、それよりはるかに悩まされたのはやはりメンタルの問題でした。

当時は独立してちょうど三年が経ったころ。それなりの努力を重ねてきたし、もちろん、自信もありました。それが急に「一人で外へ出るのが怖い」と弱々しいものになってしまいました。

私の心にあったのは劣等感と屈辱感《くつじょくかん》が混ざったようなどす黒いもやもやです。「劣等感など感じなくていい」「恥じることはない」と何度も言われました。でもいくら振り払おうとしても、もやもやが晴れることはありません。

いま考えればそれも当然です。黒いもやもやは私に「ある大切なこと」を警告してくれていたのに、私はそれに気づかなかったからです。

劣等感は「役割を失うこと」を、屈辱感は「尊厳を失うこと」を、その危険が近づいていることを警告してくれていました。

古代と違って現代は安全です。たとえ役割や尊厳を失っても生きていくことはできたでしょう。でも、自分を卑下《ひげ》し、「こんな自分なんかでもできること」をしながらコソコソした気分で生きるとしたら、それこそ屈辱にまみれた人生になったでしょう。

どす黒いもやもやを翻訳するとこうなります。**「そのままではいけない。こうなった私にしかできない、誇りのある生き方を見つけなさい」と。**当時の私はそんな警告を受けているなどと露《つゆ》ほども思いません。防御反応の意味を読みとり、行動を始めるのはまだ少し先のことです。

あなたの内面に湧き起こる自然な感情を疑わないでください。それは長い年月をかけて蓄積された**「安全に生きるための防御反応」**です。

どんなに不快なものでも自然と湧いてくる感情はすべて意味があること。そして、それは例外なく、あなたのことを守る防御反応であること。これら二つの原則を踏まえておいてください。

自然な弱さを否定していると不自然に弱くなる

落ちこみや不安、ゆううつ、マイナス思考やネガティブさなど、どんな弱さも理由があって生じている防御反応です。自然な弱さを否定するのは「トイレに行きたい」という生理現象を否定するようなもの。

もちろん、人前で落ちこみをさらす必要はありませんし、多少のガマンは必要でしょう。でも一人の時間でさえ、それを否定すると、どんなことが起きるでしょうか。

ムダな自己否定が増えるのです。サイフを落として落ちこむ。これはたとえば「真夏に外へ出ると汗をかく」ぐらい、自然な生理現象です。意思で汗を止められないように、落ちこみそのものを消すことなどできません。

落ちこみを味わえば、反省とともに自然と回復するのです。いちいち「落ちこんでいる自分」にバツをつけていると、自己否定の回数が増えてしまいます。

たとえば、「来週のプレゼンが不安」と感じている人がいたとしましょう。不安は「備え」を動機づける警告信号です。それ自体、自然な弱さであり、何も問題はありません。不安と向きあい、徹底的に準備をするのが正解でしょう。

その積み重ねが、本番で動じない自然なメンタルの強さをもたらすのです。ところが「不安になっている」という生理現象を「また不安になってダメな自分だな」と評価すると、その回数分、ムダに自己否定を重ねることになります。

かくいう私も、ムダな自己否定で自分の感情を相当な回数いじめてきました。その経験があるからわかるのです。

視覚障害を負って落ちこんだり、将来を不安に思ったり、劣等感や屈辱感に悶《もだ》えたり、よく考えれば、いずれもあたりまえの反応ですし、否定することではありません。

ところが、いつのまにか私は自分のことを「役に立たないダメ人間」と思うようになっていました。そのきっかけになったのは障害者手帳に書かれていた「ある文字」です。顔写真に重なるように赤いハンコで「要介護」と書いてあるのです。「あなたは一人で生きられない弱い人間です」と言われたような気分になりました。

実際、介護など受けたこともないのですが、仮に必要だったとしても、それは「悪いこと」ではありません。

でも当時の私にとって「弱い」というのは、「悪い」と同義でした。自然と湧いてくる落ちこみや不安、劣等感にもバツをつけるようになります。

「だからダメなんだ」とよくわからない自己評価を下し、ことあるごとに「ダメな自分」を罰するようになりました。

そんな生活を続けていると「変に思われているのではないか」と、だんだん人の目が気になるようになります。誰も見たりしていないのに見られている気がしたり、実際、人の顔が見られなくなったり、話すのが恐ろしく感じるようにもなりました。

心療内科に行けば、おそらく「社交不安障害」と診断されていたでしょう。でも、これは自然な弱さを認めることができず、ムダな自己否定を続けた結果。強いていえば、病気というよりもケガに近いでしょう。

あなたが今どんな気持ちで本書を読んでいるのかわかりません。**断言できるのは、あなたが感じている落ちこみや不安、その他の弱さはすべて、理由があって生じた自然なものであるということ。**

あなたが人より弱いからそう感じるのではありません。あなた自身がわからなくても、そう感じるにふさわしい理由はかならず存在します。

だから、どんなに情けない自分がいても「ダメだ」とバツをつけないで欲しいのです。

自然な弱さを否定して不自然な強がりに逃げない

理由のある自然な弱さを無視したり、消そうとしたり、ごまかしたりしていると、どうしても自分のことを「ダメだ」と否定する機会が増えます。

ムダな自己否定を何度も繰り返していると、自分のことがキライになるものです。「自分を信じること」などできません。自信を持って生きていくのが難しくなるのも当然でしょう。

内心は不安でいっぱいでも余裕のある話し方をしたり、本当は落ちこんでいるのにつくり笑いをしたり、自信がないのに虚勢をはったり。どんなにうまく自然っぽく強がって見せても、それはホンモノの自信ではありません。

本来、自信というのは内面的なもの。たとえば、**地位や権威といった他人や社会からの評価を必要としない、内側から湧きでるものが本来の自信です。**

でも自然な弱さをごまかし、自己否定を繰り返していると、誰に認めてもらわなくても自分を信じられる「無条件の自信」を内側で育てることができません。

すると、他人や社会から得られるわかりやすい基準、たとえば、学歴や会社名、収入、ブランドもの、「いいね！」や友達、フォロワーの数などに固執《こしつ》することになります。

他人の評価を気にして生きるのはつらいもの。それに外からもらった相対的な自信というのは、もろいものです。

たとえば、定年退職して地位や肩書きを失った男性が急に老けこむという話を聞いたことはないでしょうか。自分を信じる根拠を失うからでしょう。元気がなくなるのも当然のこと。

自信を自分の内側で育てられないということは、他人の評価や環境の変化にいつも振り回されて生きることを意味します。いかに自信があるように見えても、それが外からの評価に基づくものである場合、その人のメンタルは「ずっと弱っている」のと変わりません。

そもそも人はなぜ自然な弱さを否定してしまうのでしょうか。理由のひとつは、これまで説明したとおり、防御反応として生まれている必要悪を「絶対悪」とカン違いしてしまうからです。

もうひとつの理由は、かんたんにいえば連鎖。家族や教師、ネットの情報、自己啓発書、社会の風潮など、「不自然に強がることを是とする人たち」に自然な弱さを否定されてきたからです。

赤ん坊のころから自然な弱さを否定する人などいません。なぜなら、不自然さを生みだす言葉を持っていないからです。落ちこんだり、不安になったりするのが「悪いこと」という概念を与えたのは、その人のまわりにいる誰かです。

少なからず誰もが背伸びし、自分をよく見せながら強がって生きているもの。でも、不自然に強がっているときは、他人の弱さに寛容になれないものです。「自分だってガマンしてるのに」と、そのつもりがなくても否定をしてしまう。

自然な弱さはかならず意味を持っています。その意味に応えて行動を変えることで、「弱さから逃げなかったこと」があなたにホンモノの自信を与えてくれます。

自然な弱さを否定してくるような人や情報から距離を置いてください。そうすれば、ムダな自己否定の回数も減り、それを強がりでカバーする頻度も減るでしょう。

感情はあなたを守るため行動を動機づけている

どんなに不快な感情でもかならずあなたの身を守るための意味があるとお伝えしてきました。肝心のその意味とは何なのでしょうか。

マイナスの感情や感覚というのは「ついそうしたくなる」、特定の行動を動機づけるための機能と考えてください。

たとえば**恐怖心はそこから「逃げる」という行動を動機づけますし、不安はそれに「準備する」という行動を動機づけます。クヨクヨや後悔は過去について「反省する」ことを動機づけますし、劣等感やくやしさは「優れる」ことを動機づけます。**

「そんなことしたくない」と言葉で言うのは自由ですが、ついそうしたくなる、そうしないといられなくなる。つまりマイナスの感情というのは、危険や未知に対処するよう、行動を引きだすためにあるのです。

視覚障害によってメンタルがボロボロに傷ついた私は、ほぼ「精神的寝たきり状態」にありました。最低限の生活や仕事はしているものの、「やる気が起きない」から抜けだせず、漠然《ばくぜん》と毎日を過ごしていたのです。

そんな私の目を覚ます事件が起きたのはある夏の雨の日のこと。

父から電話があり、姉が自死したことを聞いたのです。「は?」。突然すぎてまったく意味がわからない。

たしかに姉が、二人目の子を産んですぐ「産後うつ」と診断されたという話ぐらいは聞いていました。しかし、当時の私は精神障害というものにまるで無知で、「産後うつ?そんな病気あるのか?」と無頓着なことを言ってしまったのです。自分のことで頭がいっぱいな時期、姉を気遣うような余裕などなかったのでしょう。

いろんな感情が湧いてきました。悲しさ、さびしさはもちろんのこと、理不尽に対する怒りや憤《いきどお》り、「ひどいことを言ってしまった」という罪悪感もありました。しかしもっとも大きかったのが「何もできなかった」という無力感です。

歳の離れた姉は、私にとって三人目の親のようなもの。大切な存在が突然、奪われたのです。

客観的には「うつ病を苦に自殺した」と見えるのでしょう。でも、そんなよくわからない理由で納得などできるはずがありません。「なぜ姉は死を選ぶまでにいたったのか」、とにかく姉の死の真相を知りたかった。

それまで積みあげたものをリセットし、「人生をやり直そう」という決意をするにふさわしい理由がありました。

うつ病とはいったい何なのか。抗うつ薬は本当に安全な薬なのか。そもそも精神医学は正しいのか。いつからあるのか。では、どうすればよくなるものなのか。

精神病理学や精神薬理学、精神医学史、医療人類学など書店で手に入る本はもちろん、論文を読むために国会図書館にも通いました。

見えづらい目で本を読むのは、ひと苦労です。無力さや無知さ、足りないものを補おうと、文字どおり舐《な》めるように本を読みました。

ある日、ふと気づいたのです。「あれ、いつのまにかふつうに外出してるし、人の目も気にならないな」と。精神的寝たきり状態の私はどこへ消えたのやら。それにあんなに苦痛だった文字を読むことにもまったく抵抗がありません。

「うつ病について学ぶ」と宣言したり、計画を立てたり、TODOリストに書いた覚えもない。まるで体が勝手に動いたかのように、「ついそうしてしまっていたこと」に気がつきました。

姉の死というできごとに「何もできなかった」という無力感が湧いた。それはとても自然な弱さです。

無力感はこのように警告していたのでしょう。「二度と同じ目にあわないよう、もっと力をつけなさい。もっと知識をつけなさい」と。

私が感じた無力感は、うつ病というよくわからない、未知の危険に対処するため、「学

ぶ」という行動を引きだす動機づけだったのです。

実際、無力感の警告は正解でした。その後、妻や父、母もうつ病の診断を受けたのです。

もし当時の私が無力感の警告を無視し、ごまかしていたら、またよくわからない病気で家族を奪われ、「同じ目にあっていた」かもしれません。

ことが起きればかならず気持ちが動きます。そのできごとが「重要なもの」だからこそ、心が揺れるのです。

だからけっして間違えないでください。**落ちこみや不安、クヨクヨ、後悔、マイナス思考やネガティブさなど、どんなメンタルの弱さも消したり、ごまかしたり、そう感じている自分を否定してはいけません。**

あなたが二度と同じ目にあわないよう、あなたのことを守るため、それらは「行動をあらためるための動機づけである」ということを忘れないでください。

「足りないこと」がわかると人は補いたくなる

メンタルの強さを手に入れるのに自然な弱さを否定したり、強がったり、不自然なことは必要ありません。不自然なことは何ひとつ必要ないのです。

必要なのは起きたできごとに対して生じた自然な感情を認め、弱さを補償《ほしょう》すること。補償とは「足りないものを補おうとする動き」のことです。自然な弱さがあることを認めない限り、補償作用としての強さも生まれません。

足りないものを補うために行動の修正を動機づける。それが自然な弱さの役割であり、行動を変えた結果、手に入るのが自然な強さです。

私自身、実感していることですが、目が見えづらくなると「不足を補おう」と、自然と耳から入ってくる情報に敏感になりますし、触覚、手や指の感覚が鋭くなったりします。

補償作用、「足りないものを補おうとする動き」は、身の安全を守るために自然と起きるしくみなのです。

不都合なできごとに際し、不快な感情が生まれるのはあたりまえのこと。サイフを落とせば落ちこみますし、収入が減れば不安になります。問題はそれら自然な弱さを否定していると、行動の修正に結びつかないことでしょう。

構図はとても単純です。たとえば、「スポーツの試合で負けてくやしい」というのは自然な弱さです。だから練習量を増やしたり、練習方法を変えたりという行動の修正に自然とつながります。

「結果と向きあった」「逃げなかった」という自負心があると、自分のことを信じられるようになります。つまりホンモノの自信が内側から湧いてくる。それが自然な強さの正体です。

試合で負けたくやしさをごまかし、「体調が万全ではなかったから」や「審判のジャッジがおかしい」など、それらが真実だとしても、自然な感情から逃げている選手は身体的にも技術的にも、もちろんメンタルも強くなれません。

なぜなら、くやしさを認めない限り、不足を補おうとする補償作用、つまり行動の修正が起きないからです。

メンタルの問題をメンタルのことのみで考えていてはいけません。**メンタルの問題はすべて環境の変化によって生まれます。そしてそれは自身の行動によってのみ解決することができるものです。**

その確信を得た私は、この十年あまり、できごとに対して生まれた自然な弱さを片っ端からすべて「強さの材料」として加工し続けました。それはつまり、能力の不足を補い続けたということ。

できることが増えるのはもちろん、自分を信じられる感覚も増していきます。何事にも動じない心は持っていませんが、自然と動じた心を有効活用する方法を知っています。

結果、「これから何が起きて、どんなに心が揺れても大丈夫」という確信を持てるようになりました。

とはいえ、環境というのはいつ何が起きるかわかりません。二〇二〇年春以降、私はあるできごとで強烈な苦しさを感じたことがあります。

それは新型コロナウイルス感染症拡大防止のため、研修の仕事で「受講者同士の会話が禁止されたこと」です。

私は一方的に一人で喋るのがあまり得意ではありません。そういった講演スタイルより受講者を巻きこんだり、ゲームを楽しんだり、聞いている方も一緒に盛りあがり、みんなで楽しめるような研修を得意としていました。

それが環境の変化で封じられてしまったわけです。また、目が見えづらいため、受講者の方の声が聞こえないと「どんな反応なのか」がわかりません。「お喋り禁止ルール」ができて以降、あんなに楽しかった研修の仕事に苦痛を感じるようになりました。

「コロナのせいだから、気にする必要はない」と言う方もいます。でも、そう感じることをねじ曲げることはできません。

「講演スタイルでも受講者の役に立てるように、プログラムを根本的に見直すか」。そう決心できて以降は、苦しさを感じることはなくなりました。その苦しさも、やはり行動の修正を動機づけるために湧いていたのです。

このとき私が「コロナのせいだから、しかたない」と苦しさをごまかしていたらどうなっていたのでしょうか。苦しさが消えることはなく、しかも仕事のパフォーマンスを改善することもなかったでしょう。

メンタルを強くするのに何かのことを悪く言う必要はありません。環境の変化によって生じた自然な弱さの意味を理解し、弱さを補うための行動を起こすこと。それができないのは自然な弱さを否定しているからです。

あなたが感じたまま素直に、自然な弱さを認めてください。そうすれば、どのように行動をあらためるべきか、進むべき方向が自然とわかるようになります。

精神的な痛みは共感という栄養で強さに変わる

自然な弱さを否定するとムダな自己否定が増えるため、不自然なメンタルの弱さを招きます。それをおおい隠すため強がることは、他人や社会の評価に振り回されて生きることになります。

不自然なメンタルで生きるのは苦しいもの。自然な弱さを認め、それを補うために行動の修正をすれば、結果はともかく、自分のことを信じられるようになります。

不自然なエリアに踏み入らず、自然なエリアを行き来していれば、メンタルが弱ってしまうことはなくなるでしょう。

でも、自然な弱さを認めるのはかんたんなことではありません。傷ついた筋肉を超回復で成長させるのに栄養が必要なのと同じように、自然な弱さを強さに変える際にも、やはり栄養が必要なのです。それは、人から共感されること。

落ちこみや不安、劣等感など、いかに理由があって生じているとはいえ、それと真正面から向きあうのはつらいもの。苦しいできごとからも、そう感じている自分からも目を背《そむ》けたくなるのも自然な反応でしょう。

そんなとき「同じような問題意識」で、そう感じている理由を理解してくれる人がいると、つらくても弱さと向きあうことができます。みんなに理解してもらう必要はありません。**たった一人、理解者がいると、弱さと向きあう勇気が湧いてくるものです。**

私にとっては、視覚障害によって生まれた劣等感や屈辱感は、社会的な役割、人としての尊厳を回復させるための傷でした。なんとなく察しながら、行動を起こせなかったのは、問題が大きかったこともありますが、何より同じような問題意識で痛みを共有してくれる人がいなかったからでしょう。

のちに先生と呼ぶことになる方との出会いから、私の人生は大きく変わり始めました。

ちょうど姉の死の真相を調べながら、私自身が精神的に立ち直る道を模索していたころ。「絶対に立ち直らなくてはいけない！」というガンとした意思はありました。でも、それが不自然な強がりであることをその方が指摘してくれたのです。

「大丈夫、片田さんはすでに立ち直り始めています、力を入れても抜いても大丈夫です」と、その柔らかい受け止め方になんともいえない心地よさを感じました。

「自分のことを信じてくれる他人がいる」というのは、心強さを感じさせるものです。しかし、誰にでもできることではありません。それは自然な弱さを自然な強さに変えられた人だけができることなのです。

自然な弱さを認めると「足りないもの」を補おうとする補償作用が生まれます。理不尽や不条理があっても何のせいにもしないで、自身の能力を高める機会と解釈できた人は、能力的にも精神的にもどんどん成長し、強くなっていきます。

でも、手に入るのは強さだけではないのです。自然な強さというのは優しさをともなっています。

優しいといっても、たとえば、人から嫌われないための優しさ、見返りが欲しいがための優しさとは違います。それらは単に自分かわいさによる保身的なもの。そうではなく、相手の心情について本気で共感できるという優しさです。

自然な強さに到達できた人とは、要するに自然な弱さを認めることのできた人のこと。弱さを否定し、ムダに自己否定したり、強がっているような人は、自然な強さにたどり着くことができません。自分の弱さを認められないのですから、他人の弱さを認めることなどできるはずがありません。

でも自然な弱さをくぐり抜けた人は違います。落ちこみや不安、クヨクヨといった弱っている自分とも何度となく向きあい、そこから逃げたくなる気持ちさえわかる。**だからこそ他人の痛みに本気で共感できるのです。**

カウンセラーというのは、本来、そういう仕事なのだと私は考えています。自然な弱さを消したり、それを否定することでもなければ、強がりを教えることでもグチを聞くことでもない。自然な弱さを認め、それを行動でもって強さに変えるプロセスをともにする役割――、少なくとも私は自分の仕事をそのように定義しています。

当時は、まだ自分がカウンセラーという仕事をするなど、まったく考えてもいませんでした。それを職業にしたのはあくまで結果論です。

いずれ失明する可能性がある身とはいえ、仮にそうなったとしても「そんな自分だからできる、誇りある生き方」を貫ける自信もつきました。

環境の変化で揺れたメンタルの状態を把握する

これまでのあなたはメンタルについて「強いか弱いか」という一つの軸でとらえてきました。

すると、どうしても「よいか悪いか」というニュアンスが混ざるため、必要悪である自然な弱さを否定することになります。**ムダな自己否定を繰り返し、ときに強がりで乗り越**

えてきたとしたら、あなたのメンタルは、もうボロボロかもしれません。

「いつも弱っている」のもしかたないことです。


でも安心してください。あなたは今日から、メンタルについて「自然か不自然か」というもう一つの軸を加えたマトリックスで把握《はあく》することができます。

「今どのエリアにいるのかな」と、たとえ不自然なエリアにいたとしてもふと気づいて、みずから脱けだせるようになるでしょう。


わかりやすさを優先するため、これまで「不自然な弱さを持つ人」「自然な強さを持つ人」のように、まるでそのような人がいるかのような表現をあえてしてきました。

でも、実際は、多くの人が「強いか弱いか」と「自然か不自然か」で区切られた四つのエリアを行き来しているのです。

前述したように、どんなに体が強い人でもカゼぐらいひきます。それを体が弱い人とはいわないでしょう。「いまの体の状態」が「弱っている」にすぎないのです。

それと同じで、メンタル、心というのも常に状態が変化しています。「さっきまで気分

精神状態の四つのエリア

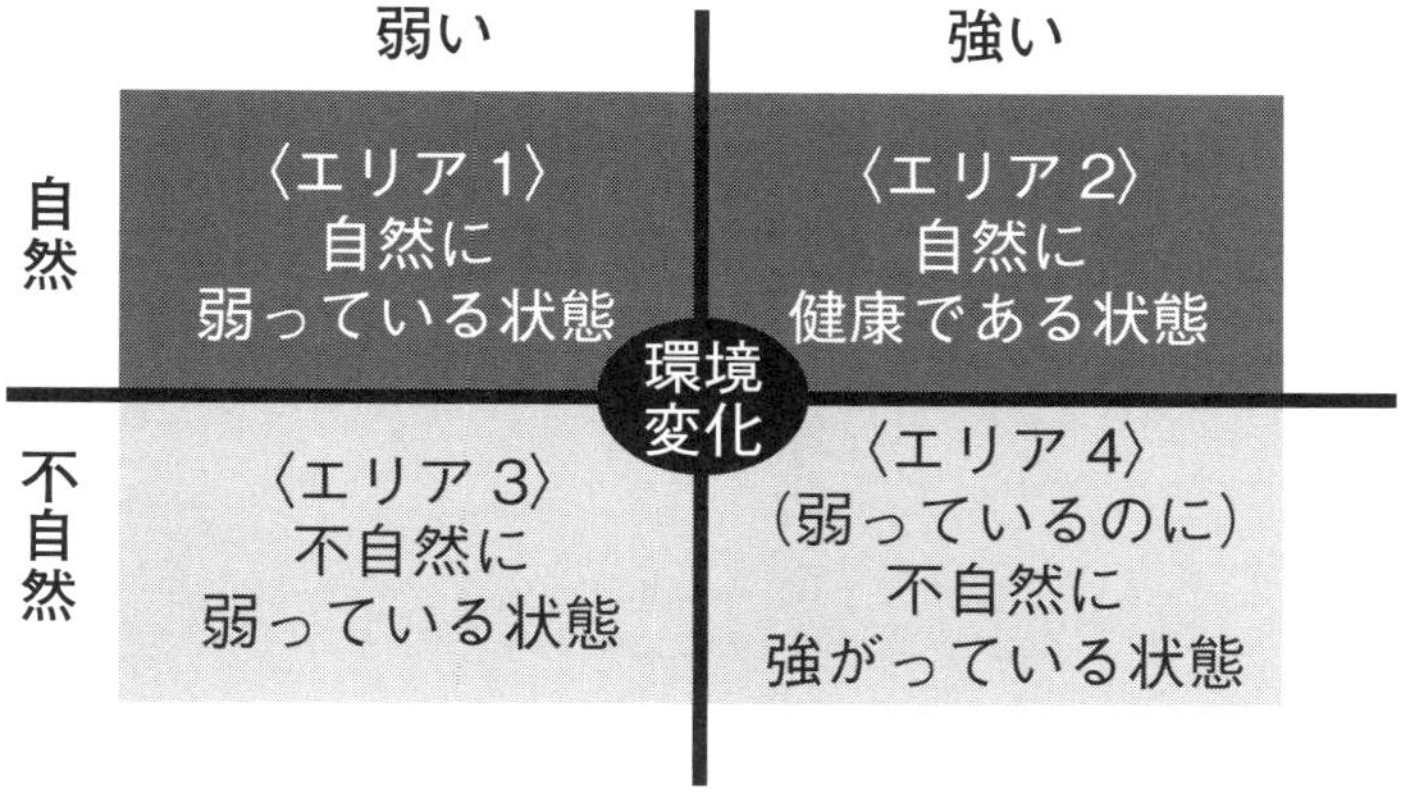

がよかったのに誰かのひと言でイライラしてしまった」という経験はないでしょうか。環境が変化すれば、それに応じてメンタルの状態も変わるもの。**重要なのは、精神の状態を正しく把握することです。**

問題は、これまで「どのように弱っているか」をうまく表現する言葉がなかったこと。「強いか弱いか」という軸に、もう一つ「自然か不自然か」という軸を加えて四つのエリアで考えると「どのように」も表現することができます。

これまでのおさらいも兼ねて、四つのエリアがどのような状態なのか確認していきましょう。

〈エリア1〉　自然に弱っている状態

試合で負けてくやしさを感じたり、先のことが気がかりで不安になったり、仕事でミスをしてクヨクヨしたりするのはふつうのこと。それらはカゼをひいて熱が出たり、転んでひざを擦《す》りむいて血が出たりするのと同じ、防御反応です。

痛みの大小に関わらず、「自然に弱っている状態」は、人間らしいものと割りきりましょう。

〈エリア2〉　自然に健康である状態

自然な弱さを認めると「足りないもの」を補うための行動を起こしたくなります。補償作用にしたがい行動をあらためれば、逃げなかった自分のことを信じられるようになるでしょう。

うまく環境の変化に対応できているときは、強いというより、ただ「自然に健康である状態」です。

〈エリア3〉　不自然に弱っている状態

自然な弱さを無視したり、ごまかしたりしていると、補償作用が起きないばかりか、「自然に弱っている」だけの状態を「ダメな自分」とムダに自己否定する回数が増えます。「不自然に弱っている状態」が続き、精神的に動けなくなるでしょう。

〈エリア4〉　不自然に強がっている状態

どんなに弱っていても社会的な生活はしなくてはなりません。本当は弱っているのに、「不自然に強がっている状態」が続けば、他人や社会から評価されないと、自分を認められなくなります。人の言葉に傷ついたり、「いいね！」の数に振り回されたり、弱りやすい体質になるでしょう。

筋骨隆々の人でもカゼをひくように、どんな人でも「メンタルが弱ってしまうこと」はあるものです。一日働いて帰ったら体が疲れているのと同じで、ふつうに生きていれば「自然に弱っていること」は、むしろ日常茶飯事でしょう。そのきっかけとなるのは「環境の変化」です。

私たちを取り巻く環境は刻々と変化を続けています。来週のプレゼンが気になる、友達とケンカしてイヤな思いをした――、日常的によくある変化であっても「自然に弱っている状態」におちいることはあるはずです。

何かのせいにせず、自身の不足を補って行動を変えれば、すぐさま「自然に健康である状態」に戻ることができます。

ときには結婚や離婚、失業、昇進のような非日常的な変化も起きるものです。できごと自体の良し悪しと関係なく、それにうまく対応するためにメンタルの状態が揺れるのです。

すぐ向きあえず、落ちこみや不安、マイナス思考のような自然な弱さを無視すると不自然に弱ったり、強がった状態のままで過ごすことになります。

それらを放置したまま不自然な状態で過ごしていれば、次第に、ささいなことでもメンタルが揺れるようになります。ふとした他人のひと言で傷ついたり、メールの返信がないぐらいで動揺したり、小さな変化でもメンタルが揺れるようになる。それが「いつも弱っている状態」です。

安心してください。**自然な弱さを否定する回数が減れば自分を信じられる感覚も戻ってきますし、自然な弱さを強さに変える習慣が身につけば、「何が起きても大丈夫」という安心感が生まれます。**

メンタルの状態を四つのエリアで把握できるようになれば、まったく動じないメンタルは不可能ですが、たいていのことなら一瞬で自然な強さに戻れるメンタルができるでしょう。

「他責の壁」にぶつかったら「能力不足」と考える

本来、メンタルというのは目で見たり、数字でとらえたりすることができません。でも、このメンタルのマトリックスを使えば、見えないものを見えるかのように把握することができます。

メンタルの状態を冷静に、客観的に見られるようになれば、どんなことが起きても最小限の痛みで、自然な強さに戻れるようになるでしょう。

ただし弱っている状態から自然と健康である状態へいたる途中で、ひとつ大きな障害となるものがあります。それが**「他責の壁」**です。

環境が変われば、自分にとって不都合なこと、不利益をもたらすことも起きるでしょう。だからこそメンタルが揺れて、「行動を変えて対処するように」と警告してくるのです。

それを他責、つまり他人や何かのせいにしてしまうと「行動を変える必要性」に目が向かないため、いつまでも環境の変化に振り回されることになります。

かくいう私も「とにかく誰かや何かのせい」にしていた時期があります。目の障害と姉の死、そして「これからどう生きていくのか」という大問題を抱えて、まだまだ弱さと向きあえずにいたころ。あらゆることにハラが立つのです。

ある日、役所に行ったとき、小さなことで職員の方を怒鳴りつけたことがあります。役所の書類の記入欄が小さく、しかも薄い緑色で印刷されているため見えづらかったのです。

声を荒らげるようなことでもありません。「見えづらいので代筆してください」と穏《おだ》やかに言えばよいだけのこと。なのに私はなぜか感情的になって「バカにされている！」と感じてしまったのです。

もちろん、誰もバカになどしていません。見えづらい自分のことを見下し、卑下していたのはむしろ自分自身です。

くやしくてたまりませんでした。私に非があるわけでもない。なのになぜみじめな気持ちにならなくてはいけないのか。いったいこれは誰のせいか、何のせいなのか。

今ならハッキリわかりますが、不都合な状況で劣等感や屈辱感、みじめさを感じているのはあくまでも私自身のメンタル。誰かや何かが「そう感じさせた」のではありません。なのに他責の衝動が湧いてくるのは、私自身が、それらの自然な弱さから目を背けていたからでしょう。

何かできごとがあってメンタルが揺れる。そのきっかけとなった他人や環境の問題は、事実としてあるのかもしれません。でも、「そう感じている」のは自分自身のメンタルなのです。

心の揺れを他人や環境のせいにしたところで、不都合や不利益が消えてなくなるわけでもない。

では自分自身のせいなのか、というとそれも違います。不都合や不利益が起きたからといって悪者や犯人がいると考える必要はありません。

これまでの内容をよく思いだしてください。自然な弱さは「足りないものを補いなさい」と言っている。要は能力や知識の不足を警告しているにすぎません。それが「悪い」などとひと言も言っていないのです。

なのに「誰のせいなのか」と悪者探しをしているのは、私自身が「弱っている状態」を否定していたからでしょう。

どんなにメンタルを健康な状態に安定させても、私の目が見えづらいことは変わりません。不都合や不利益を感じることは今もあります。

でも今の私は、それが「誰のせいでもない」ということがよくわかっています。もちろん、私自身のせいでもありません。

物理的に不可能なこと以外、「目の見えづらさ」で言い訳しないよう注意しているため、「ただの能力不足」を補うための準備や工夫、努力に目が向くのです。

他人や環境のせいにするのは他責です。かといって「自分が悪い」と自責に逃げこんでもしかたありません。

他責の壁にぶつかると、怒るほどのことでもない、小さなことでも心が揺れるものです。

他人や環境が「そう感じさせた」というのは幻のようなもの。そう感じている自分自身の課題として、「悪い」ではなく「能力不足」ととらえ直してください。そうすれば、自然な弱さを認めてそれを強さに変えることができるでしょう。

第二章

自然な弱さはすべて「人間らしい」と認めよう

自然な弱さで悩めるのは真剣に生きている証拠

イヤなできごとがあったり、ことがうまく運ばなかったり、理不尽な目にあったりすれば、誰だって落ちこみを感じるものです。大事なことが控えているなら、「うまくいくだろうか」と不安な気持ちが湧いてくるのも自然なこと。

マイナスの面を見て否定的になることがあってもいい。ネガティブな気分で、後ろ向きに過ごす時間があるのもおかしなことではありません。

なぜあなたはそういった自然な弱さを否定してしまうのでしょうか。

落ちこんだり、不安になったり、クヨクヨしている姿を人前で見せる必要はありません。でも一人の時間でさえ、それらをごまかしてしまうのは、どうしてなのでしょうか。

あなたは自然な弱さを恥ずかしいものだと思っていませんか。そうやって意味のある感

情を否定していることこそ、メンタルが強くならない原因なのです。

「仕事の契約が更新されないことがわかって、落ちこんでいます」と言うのは三十代の女性。「早く次の仕事を見つけたいのにやる気が出なくて、どうしたら元気になれますか?」と困っていました。「それがわかったのはいつなんですか?」と聞くと、「昨日です」とのこと。

私はこう答えました。「昨日? 落ちこんで当然のできごとですし、あと二、三日、もう少し落ちこんでみませんか?」と。

不利な状況や不都合な現実に直面すると、気分がふさぎこむように人のメンタルはできています。一人の世界に閉じこもりたくなるのは、誰にもジャマされない環境で、静かに現状把握するため。

「落ちこむように」と勧められた彼女は、「そんなこと言われたの初めてです」と笑って答えました。あとになって彼女から「しっかり落ちこんだからなのか、あの日の翌朝、もう元気になって仕事探しに出かけちゃいました」と聞きました。

落ちこみを肯定されるとなぜか元気になる、不安を認められると、どこからか安心感が湧いてくる。こういった非論理的でヘンテコな現象が起きるのが人のメンタルです。

でもこれはけっしてふしぎな現象ではありません。**落ちこみも、不安も、あらゆるメンタルの弱さはそれぞれ意味を持っています。そしてその意味とは、あなたのことを守るためのものなのです。**

そう感じるにふさわしい理由があると考える

理由のある落ちこみや不安、クヨクヨ、マイナス思考やネガティブさを見つけたら、「自然に弱っている状態なんだな」と、認めることが大切です。では、**どんなふうに考えれば、「自然な弱さ」を素直に認めることができるのでしょうか。**

まず最初に、「そう感じるにふさわしい理由がある」ということを自分で理解することです。極端な例でいえば、失業したり、家族を亡くしたりすれば、深く落ちこむのはあたりまえです。「そう感じるにふさわしい理由」があります。

そういった、誰が聞いても客観的にわかるものならよいのですが、そう思えない場合もあるでしょう。たとえば、たった二〜三分でも、「既読になっているのに返信がない」と不安な気持ちが湧いてくるなど、客観的に考えると度を超えていたり、「なぜそう感じるのかがわからない」、不可解に見える弱さの場合はどうすればよいのか。

もし「こんな小さなことで落ちこむなんて情けない」と感じても、かならず「そう感じるにふさわしい理由がある」ことを疑わないでください。

たとえば、私は友達との約束が十三時の場合、十二時半に現地に到着していないと落ち着きません。三十分前に着いていないと気持ちがザワザワしてくるのです。

それがもし電車の遅延などで「約束の時間五分前」になると、焦ってきます。でも、間にあうのです。焦る必要などないし、友達との約束なら多少遅れても何も問題など起きない。なのになぜか焦ります。

そこだけ切りとってみれば、「そんなことで焦るなどバカバカしい」と思うかもしれません。
だとしても、そう感じるにふさわしい理由があることを疑わない。私の場合、もともと決められた時間は絶対守りたい派です。

それに加えて視覚障害者になってから電車に乗り遅れたり、反対方向に乗ってしまったり、道がわからず迷ったり、何度もそういった経験があるからでしょう。

想定外のことがあっても遅れないよう、余裕を持って到着できることに安心感を、その反対で余裕がなく到着してしまうことに不安感を感じる。価値観や経験などさまざまなものが組みあわさって「そう感じている」わけです。

「そう感じるにふさわしい理由」が客観的に誰が見ても「わかる」というものではないこともあります。それでも価値観や経験など主観的なものが合わさり、意味があって「そう感じさせているのだ」という理解を諦めないことです。

医師やカウンセラーがわからなくても、あなた自身が自覚できなくても、あなたの感情は「その理由」を知っています。

自然な弱さは「人間らしい」と認めてしまおう

私の妻は二〇一一年三月十一日、東日本大震災があった日、心療内科でうつ病と診断され、その後、二年間、休職することになりました。直接の原因は、過重労働。

実は、その何カ月も前から兆候はあったのです。家に帰っても落ちこんだ様子でまともに食事もとらない。なのにアルコールの量は増えていく。「本当に大丈夫?」と何度も尋ねたものです。でも、妻は「大丈夫」と答えるばかり。

最終的に、「不安で電車に乗れなくなったこと」によってやむなく、休職することを決断してもらえました。

あとあと聞けば、やはり妻にもありました。不安で会社に行けなくなる、「そうなるにふさわしい理由」があったのです。

当時、妻が所属していた部署は「ある理不尽な案件」を抱えていました。誰がやってもうまくいかない。そんな部署の管理を任されても、マジメでお人好しな妻は断ったり、誰かに投げたりすることができません。ネガティブな気持ちをガマンして、ごまかしながらがんばっていたのでしょう。

そうなる前から落ちこみや不安、食欲不振、不眠といった兆候はあったのに。意味があって現れている警告信号であることに、もっと早く気がついていれば、と何度も悔やんだものです。

妻と同じ状況になったとしても、「どうせムチャな仕事なんだし、できなくていいや」と開き直れる人もいれば、そうでない人もいるでしょう。

まわりはがんばっているのに、みんなはどうとも感じないのに、「こんなささいなことで」と情けなくなっても、どんなに理解しがたい、納得しかねる感情であっても、本人の内面には「そう感じるにふさわしい理由」がかならずあります。

それは他人と比べたり、一般論で正しいかどうか推しはかったりするものではなく、本人がそう感じていること。それだけが真実なのです。

これまでたくさんの方のカウンセリングに携わりましたが、きちんとお話を聞けた方のうち、「そう感じるにふさわしい理由」がない人は一人もいませんでした。

落ちこみ、不安、マイナス思考、ネガティブさ――、客観的に見ると、理解しがたいものでも、よくよくご本人のお話をきちんと聞くと、かならず理由があるのです。

それは異常なものなどではなく、むしろ正常な反応であり、とても人間らしいと思えるものばかり。

どんなに不可解な感情でも、「そう感じるにふさわしい理由があること」を信じて、たとえハッキリ理由が見つからなくても、「わからないけどきっと何かあるんだろう」と理由の存在を疑わないでください。

そのうえで「人間らしい、ふつうの反応だ」と認めるのです。それが自然な強さをつくっていくための準備となります。

「人の目が気になる」のも自然な弱さのひとつ

「人からどう見られるか」と気に病んでいる人は少なくありません。一般的なアドバイスだと「人から嫌われても死なないから大丈夫」など、「気にしていること」を否定するものが多いのではないでしょうか。

でもそれは間違いです。**他人の目というのは死の恐怖を感じさせる危険なもの。気になるのは自然なことなのです。**

人間とは、一人で生きることのできない、とても弱い動物です。仲間と協力して一緒に暮らすことに適応した動物であり、集団から追いだされることは死を宣告されるようなもの。

もちろん現代社会では、どんなに人から嫌われようと死ぬことはありません。でもそこに恐怖心を感じるのは、私たちのメンタルのしくみが原始時代から変わっていないから。つまり、あなたが他人の目を気にして「嫌われたくない」と感じることも自然なことなのです。

私自身、視覚障害者となって以降、人の目を気にしながら生きるようになりました。一見すると、ふつうの人に見えるため、わざわざこちらから障害があると言うのもはばかられるもの。

でも、ひょんなことで困るときがあるのです。たとえば、お店で会員になる際、名前や住所を書くことがありますよね。私は文字や数字の類《たぐい》を認識するのが難しいので、二センチぐらいまで目を近づけて書く欄を探したり、字がハミ出してしまったり、ふつうではないことをせざるをえないときがあります。

そんなとき「変に思われてるかな」と、以前はとても気にしていたものです。もちろん、いまも気になることはありますが、以前と違って他人の目を気にすることにとらわれない。なぜなら、他人の目を気にすることが自然な反応だと知っているからです。

あなたが他人の目を気にするのも、理由があってのことではないでしょうか。明確な理由がわからなくても、意味なく他人の目が気になることはありません。重要なのは、その意味を知って行動を変えていくこと。少なくとも、あなたが人の目を気にしているのは自然な反応です。

「気にしちゃいけない」「気にする必要ないのに」と自然な弱さを否定していると、人の目を気にした自分にバツをつけることになります。それは、より人の目を気にする自分をつくる行為であることに気がついてください。

他人の目を気にすることができるのは社会性の表れであって、けっして否定するようなものではありません。それをごまかして強がることはもうやめましょう。

「嫌われるのがコワイと感じている」と、言葉で自分の状態を認識することから始めてください。

人から好かれることが目的になっていないか？

「人から嫌われるのがコワイ」「変に思われていたらどうしよう」「どう見られているのか気になる」――、こういった人の目を気にする心理があることはけっしておかしなことではありません。

「人との関係性が生死を分けた時代」に適応するよう、私たちのメンタルはつくられています。程度の差こそあっても、まったく人の目を気にしない人などいません。

そうでなければ、お化粧したり、洋服を選んだり、流行《はや》りを気にしたり、よく見られようと努力することなどしないはずです。少なからず、みんな他人の目を気にしながら自然な弱さとともに生きているのです。

では、**この人類普遍の「他人の目を気にするクセ」とどうつきあっていけばよいのか。**

まずけっして目指してはいけないものがあります。それは「好かれようと努力しすぎてしまうこと」です。

あなたのことを人がどう感じるか。それはあくまでも結果なのです。それを直接、好かれようと欲するような考え方をしていると、「人からどう見られるか」に振り回されることになります。

それこそ本末転倒であり、より「人の目が気になってしかたない」、不自然なメンタルが育ってしまいます。

人の目が気になるという感覚は、嫌われているかもしれない、必要とされていないのではないか、求められていない気がする——といった、あなた自身の疑念が生みだした警告信号なのです。

その疑念は無視しても、消しても、ごまかしても追いかけてきます。**払拭《ふっしょく》する方法はひとつ。自分の得意な何かで誰かを助けて、結果的に好かれること、必要とされること、求められること。つまり、行動を変えることでしか払拭できないものなのです。**

目の障害を負ってから、しばらく何年かの間は私も、人から嫌われないように、好かれるように必死にふるまっていたように思います。

目から入ってくる情報が少ないため、どうしても人より仕事のスピードが鈍ります。ならば、他の人の何倍も準備して、頭を回転させ、この欠点を補わないといけないと思っていました。

でもあるとき感じたのです。どんなに努力しても、私がふつうになることはできない。だったら、目が見えづらいという違いをごまかすのをやめて、それを使って役に立てる生き方をしようと。

目が見えづらくなると聴覚が鋭くなるといいますが、私の場合、耳の感覚が鋭くなったのに加えて、メンタルのような見えないもの、「概念的なものを可視化する能力」が開花しました。

それを活かしてカウンセラー、研修講師という仕事を始めてから、つまり、得意なもので誰かを助けて、結果的に必要とされる、求められるようになってからは「人の目が気になる」という不自然な弱さで悩むことはなくなりました。

嫌われないこと、好かれることを目的にして、欠点をごまかしていたら、私はいまも他人からの評価がないと自分を信じることができない、不自然なメンタルで生きていたことでしょう。

人の目が気になるというのは異常なことではありません。それはあっていいもの、自然な弱さであり、躍起になって消そうとしなくても大丈夫です。そして、無理して好かれる必要もありません。

あなたができることで他人の役に立ち、結果的に好かれるような生き方をしていれば、人の目に振り回されて悩むこともなくなるでしょう。

自然な不安を認めると「不安おばけ」は消える

「不安を消す方法を知りたい」という方は少なくありません。もちろん気持ちはわかります。

私も、人間関係が不安、外に出るのも不安、将来のことも不安、あらゆることに不安を感じて、身動きが取れなくなった経験があります。

でも、それらはどれも意味があって生まれているもの。敵として遠ざけるものではなく、仲良くなって利用するべきものなのです。不安というのは、カーナビのようなものと考えればわかりやすいでしょう。

カーナビに目的地をセットすれば、目的地までの道のりを自動で案内してくれます。もし道を間違えても、それを正すようにカーナビが案内をしてくれるはず。

このときカーナビは「そのままだと目的地に着かないよ！」と警告してくれているわけです。**不安もこれと同じ、「行動を修正しなさい」という警告信号なのです。**

不安の警告を無視し、それをガマンでやり過ごすのは、目覚まし時計に座布団でもかぶせてごまかしているようなもの。

あって当然の、**自然な不安を否定したがために大きくなった不安のことを、私は「不安**

おばけ」と呼んでいます。これまでの経験上、「不安で悩んでいる」という方の不安の九割は、この不安おばけです。

あるボクシング選手のカウンセリングを担当したときのこと。当初の依頼は「不安を消して欲しい」というものでした。

もともと身体的にも技術的にも強い選手です。ところが、「負けるはずがない試合で負けてしまったこと」をきっかけに、「不安から思うように身体が動かなくなる」ことがあり、連敗が続いていたのです。

「どうすれば不安が消せるのか?」を調べて、さまざまなことを試したといいます。プロ野球選手がスランプのときに通う治療を受けたり、「不安にならない暗示」をかけてもらったり……。でも、何をやっても「試合前の不安」が消えることはありません。

「不安が消えない限り、勝てる気がしない。もうどうすればいいのかわからなくて」

――、不安おばけの典型例といえるでしょう。

最初にお会いしたとき、こう聞きました。「どうして不安が大きくなったのか、わかりますか」。すると、彼はポツリと「僕のメンタルが弱いからでしょうか」と答えたのです。

それは違います。自然な不安を否定し、ずっと強がっていたから。だから不安が大きくなっただけなのに。

冷静に、よく考えてみてください。「また負けるんじゃないか」と不安に駆られることは、そんなにおかしなことなのでしょうか？　**それが大切な試合ならなおさら、不安があってあたりまえ。むしろ「不安になるのが正解」でしょう。**

選択肢は二つしかありません。逃げるのか、戦うのか。つまり、試合放棄し、負けて期待を裏切るリスクをゼロにするのか。もしくは、勝ってまわりの期待に応えるのか。

この場合、もっとも重要なのは、**どちらで危険を避けるのか、ハッキリ決めること。不安の感情はそれを決めさせるための動機づけだったということです。**

彼は「不安を否定している」という自覚さえありませんでした。コーチから「不安になるのはメンタルが弱いからだ！」と言われてきたそうです。彼が不安を否定し、不自然な強がりを続けていたのは、まわりから不自然な強さを強制されてきたから。

私との会話を通じて「不安はむしろ自分の味方なんだ」と気がついたそうです。試合の一週間前、彼はこう言いました。「もちろん不安はあります。負けるのは怖い。でも今は不安になることを不安と感じないんです」と。

練習量を増やしたり、新しい技を考えたり、相手の闘い方を分析したり、どんなに行動を修正しようとも、完全に不安をゼロにすることは不可能です。

つまり、確実に勝てるという見こみを得ることなどできません。どんなに準備をしても自然な弱さは残るもの。それは、スポーツでも仕事でも人間関係でも同じことでしょう。**それでも不安の感情にしたがって、やるべきことはすべてやりきる。すると、「できることはすべてやった」という自信、自分を信じられる感覚が湧いてきます。それが自然な強さです。**

彼の試合の結果はというと、判定とはいえ、久しぶりの勝利だったと聞きました。

不安は悪でも、敵でもありません。味方であり、あなたが安全に生きていけるように常にガイドしてくれるナビゲーターです。

不安になってしまうのはあなたのメンタルが弱いからではなく、むしろ危機管理に優れた、すばらしいメンタルを持っている証拠です。それを活かし、安全に生きていくため、まず「不安になっていること」に気がつけるようになってください。

不安なときやってはいけないのは考えること

これから起きることに「うまくやれるだろうか」と不安を感じるのはとても自然なことです。

それを無視したり、消したり、ごまかしたり、否定していると、不安はどんどん大きくなっていきます。みずから「不安おばけ」を生みださないため、早いうちに正しく対処することです。

不安なときもっともやってはいけないのは過度な思考、つまり、考えすぎること。

最悪のパターンを予想したり、懸念材料を洗いだしたり、多少なりとも考えることは必要です。違いが出るのはその先。頭の中だけで安心材料を考えたり、「本当に大丈夫かどうか」を考えたり、不安を安心に変えようと考えだけを巡らせると、むしろ不安はどんどん大きくなっていくでしょう。

たとえば新型コロナウイルスの流行が顕著になり始めたころ、とくに志村けんさんが亡くなって以降、不安を訴える人が急増しました。

小さいころから知っている身近な存在が亡くなったわけです。「すぐ近くまで危険が迫っている」という警告の意味で不安が高まるのも自然なこと。

問題は、できることが限られていたため、考える時間が長くなってしまったことにあります。テレビやネットニュースなど漠然と目や耳に入ってくる情報をもとに「思考を巡らせる時間」が多かったのではないでしょうか。だとすれば不安が大きくなるのも当然の結果といえます。

不安というのは「危険なものに備えなさい」という警告信号です。

狩猟採集時代に戻って考えてみてください。たとえば、「今年の冬は去年と比べて寒いな」と気づいた人がいたとしましょう。すると「無事に冬を越えられるかどうか」と不安になります。もっと毛皮が必要だろうか。備蓄を増やすべきだろうか。あえてネガティブに懸念材料を洗いだしました。

問題はそのあと。不安を行動に変えるのか。そのまま考えを巡らせるのか。

正解はもちろん前者、行動を変えることです。

漠然と「このままで大丈夫かなあ」などと、どれほど考えを巡らせても状況が変わるわけではないし、深く考えたとしても不安が消える理由がない。**行動修正の警告なのに行動せず、考える。その状態を「悩んでいる」というのです。**

台風が近づいているのが不安。ならば、雨戸を閉めたり、備蓄を確認したり、考えるのはほどほどにし、行動に変えるべきでしょう。来週のプレゼンがうまくいくか不安。ならば、資料を読み返したり、話す練習をしたり、やはり行動にうつすべきです。

手や足、指を使って「物理的に体を動かすこと」が要《かなめ》になります。

私自身、やはり不安になりやすい傾向があるので、この点はとても気をつけています。最低限の思考のつもりが、必要以上に考えて「悩み」の領域に入っている。そうわかったら実際に動いて対処できることを探すようにしています。

自然な不安を認めて、懸念材料を洗いだしたら行動にうつしてください。この心がけひとつで、不安を最小限に止《とど》めることができるでしょう。

不安なままでいい、不安でも行動して構わない

心配ごとがあるとき、大事なことが控えているとき、「うまくやれるかな」と不安な気持ちになるのは、もちろん自然な反応です。とはいえ、不安は不快なもの。「なんとか不安を消したい」という訴えは少なくありません。

でも、**不安を晴らそうと躍起になっていること自体、不安を強めていることに気づいて**

欲しいのです。

「全身麻酔の手術を受けることになり、本当に大丈夫なのか、とても不安なんです」と言う女性がいました。たしかに、不安になってもおかしくない理由がありますす。ところが彼女はこう続けました。「夫にも医師にも看護師さんにも相談しました。でも誰に話しても大丈夫だから不安にならなくていいと言われるんです」と。

彼女は、手術に対する不安に加えて、その不安が誰にも理解されないことで不安をさらに重ねていたわけです。自然な不安をゼロにしようと躍起になると、こういう「不安の段重ね」が起きます。

「不安になるのもしかたないことですから。私が同じ立場なら、あなたほどではないにせよ、いくらか不安を感じると思います」と自然な不安を肯定しました。するとすると少し落ち着いた口調で彼女はこう続けます。「そうですよね、不安になってもいいんですよね。でもこの不安はどうしたらいいんでしょうか」と。

「大丈夫です、どうもしなくて。なぜなら手術するのは医師ですし、あなたは不安なまま寝ていればいいんですよ」と言うと、彼女の声はさらに落ち着いたものになりました。つまり、不安が肯定されたことで軽くなったのです。

そのあと彼女が言った言葉はとても印象的なものでした。「そうですよね。私、どこか不安を消さないといけないって思いこんでいました」。

不安というのは、未来のできごとに備えるための感情です。ですから可能な限り、危険を避けるための準備はするべきでしょう。

でも、備えにも限界があります。実際、どんなに備えても完璧《かんぺき》な安全を確保することなど不可能なのです。それはたとえば、手術でも、プレゼンでも、老後のことでも同じ。かならず一抹《いちまつ》の不安は残ります。

「不安をゼロにしなくてはならない」と信じていたら、とても落ち着いて過ごすことなどできないでしょう。それを払拭するため、躍起になってよけいに不安材料を増やしてしまう。こういった「不安の段重ね」こそが問題なのです。

実際、私も大きな会場で講演するときなど何日も前から不安になるものです。前の日にあまり眠れないということもよくあります。

でも、それをおかしなこととは思っていません。**できる準備はしたうえで、残った一抹の不安は遠足の前の日のワクワクとたいして変わらない、未知なるものに挑戦するときの感覚でしかないのです。**

不安を消そうとすると不安は大きくなる。一抹の不安が残るのは自然なこと。すべて消す必要はない。そのまま行動してしまえばよいのです。

理由があって不安になるのはむしろ健康な証《あかし》です。それをゼロにしようと躍起になる必要はありません。できる備えをしたうえで、不安があってもするべきことはする。自分自身で不安を増やさないよう自然な不安を認めれば、無駄な不安で時間や労力を奪われることも減るでしょう。

精神的な適度の痛みは筋肉痛と同じ、成長が待っている

いくら理由があっても落ちこみや不安はイヤなもの。精神的な痛みを感じさせるものです。できれば避けて通りたいと思うかもしれません。

でもそれは、筋肉を増やしたいと言いながら、筋肉痛を避けているのと同じことです。自然な弱さを認めて痛みを受け止めない限り、自然な強さという精神的な筋肉が育つことはありません。

たとえば、仕事でミスをして上司に叱られた。それで落ちこむのは自然な弱さです。**無力な自分をよく見つめることはつらいでしょう。でも、痛みがあるからこそ、能力不足を補おうと改善の意思が生まれるのです。**

精神的な痛みをごまかすため、上司や会社の悪口を言って、ミスしたことを忘れてしま

えば、不足を補うための成長が生まれることもないでしょう。

人間の体はたくさんの補償作用によって成り立っていることはすでに述べました。筋肉痛と超回復の関係はその代表例です。ハードな運動をすると筋肉の繊維が傷つきます。それはつまり「負荷に耐えられていない」ということ。もし筋肉が喋れたらこう言っていることでしょう。「こんなハードな運動をするなら、もっと筋肉を増やさないと」。

環境の変化に対して、不足しているものを補おうとする補償作用が起きる。十分な休養と栄養をとれば、数日後、筋肉の繊維は少し太くなって回復します。これが超回復というものです。それと同じような補償作用がメンタルにも働いていると考えてください。

あなたのメンタルが弱い、環境の変化という負荷に耐えられないのは、精神的な筋肉が足りないということ。落ちこみや不安といった自然な弱さ、精神的な痛みを無視してきたからです。

痛みを認めるということは「足りないこと」を認識するということ。自身の能力不足に危険を感じることができれば、何かしら行動を起こしたくなり、不足を補うための成長はかならず起こります。

すると、もしまた同じようなできごとが起きたとしても、以前ほどは痛みは感じないはずです。大きな環境の変化、理不尽なものや不条理なことにも立ち向かえるようになる——それが自然な強さを手に入れる唯一の方法です。


私はこうした自然な弱さ、精神的な痛みを感じることは嫌いではありません。なぜなら、その先にさらなる強さがあることを確信しているからです。

たとえば、担当した研修でよくない評価がつくことがあります。その評価を読むのはつらいし、認めることはもっとつらい。つい、「ちゃんと聞いてたのか」などと受講者のせいにし、他責の壁にぶち当たることもあります。

純粋に落ちこむのは勇気がいるものです。しかし、たとえ時間がかかっても、それが「自身の能力不足である」と認められると、「もっとわかりやすく伝えられないかな」と考えるようになります。


精神的な痛みから逃げなかったこと。他人のせいにせず、自身の能力不足を補った結

果。それらはどちらもメンタルを丈夫にしてくれます。

こういったことを繰り返していると、感じる痛みも軽いものになりますし、それまで力不足を感じていた大きなことにも挑戦できます。何より精神的に傷つくことを恐れなくなるのです。

あなたはこれまでプラス思考やポジティブシンキングを絶対的なものと思い、不自然な強さによって自然な弱さをおおい隠してきました。

たしかに、イヤなできごとがあって落ちこみや不安を感じて、そんな自分と正面から向きあうのはとても痛いときがあります。でもそれも筋肉痛と同じ。何度も繰り返して慣れてくると、精神的な痛みもどんどん軽くなってきます。

ずっと運動していない人がいきなり筋トレを始めると最初は強烈な筋肉痛になるはずです。それと同じで、これまで自然な弱さを避けてきた場合、それと向きあうのは痛みを感じるかもしれません。

でも安心してください。回数を重ねるたび、痛みも減りますし、精神的に強くなっている自分に気がつけば、自然な弱さと向きあうことがむしろ楽しくなってくるでしょう。

第三章

不自然な否定と強がりで
メンタルをいじめない

自然な感情を不自然にコントロールしないこと

「どうすれば感情のコントロールがうまくなりますか?」。そう聞かれることはよくあります。

感情というのは自然なもの。それを不自然にコントロールしようとすると痛い目にあいます。「落ちこんでないで早く元気にならないと」。そう思ってもなかなかやる気は出てきませんし、「緊張してはいけない」と思うほど心身がこわばったり。

感情をコントロールしようと思っても、思いどおりになどならないもの。むしろ感情に振り回されてしまうのではありませんか?

では、どうして感情をうまくコントロールできないのでしょうか。理由はシンプル。コントロールという言葉の意味を「思いどおりに動かすこと」だとカン違いしているからです。

たとえば、車をうまくコントロールするのなら「思いどおりに動かす」という理解でよいでしょう。どのぐらいハンドルを切ればタイヤがどう動くのか、ギアを入れ替えるとスピードがどのように変わるのか。機械的なメカニズムさえわかってしまえば、あとは練習次第です。いずれは車を思いどおりに動かすことができるでしょう。

「感情もそれと同じ」と考えて、私も思いどおりに感情をコントロールできるようにと何度も練習したものです。でもうまくいかない。

そんな経験を経て、致命的なカン違いに気がつきました。単純なこと。**心は機械ではないのです。感情を車のような機械ではなく、「意思のある生き物」としてとらえたほうがうまくいきます。**

たとえるなら感情とは「乗馬における馬」のようなもの。乗馬がうまい人は馬のことを機械だと思っているでしょうか。そんなふうに思っている人はうまく乗りこなせていないでしょう。

馬の気持ちになってみてください。自分のことをモノのように扱おうとする乗り手のことをどう感じるでしょうか。少なくともいい気分にはなりません。

怖がったり、嫌ったり、警戒したり、お互いの信頼関係がないのに、馬が人のいうことをきいてくれないのはあたりまえ。乗馬とは人馬一体、「馬と協力するスポーツ」なのです。

感情を乗りこなすのもそれと同じこと。思考と感情が一体とならなければ、目の前の障害を乗り越えることはできません。

感情の存在を尊重し、対話し、協力する。感情のコントロールとは、自然な感情を認めて息を合わせることなのです。ところが、たいていの方は、感情と格闘して、不自然にそれを抑えつけること、それを感情のコントロールだとカン違いしています。

そもそも意思で抑えこめるほど、感情の力は弱くありません。振り回されるのは時間の問題です。あなたの内面で思考と感情が「足の引っぱりあい」をしている限り、人生で遭《そう》遇《ぐう》する障害をうまく乗り越えることはできないでしょう。

生きること。それは「感情と協力して障害を乗り越えるスポーツ」だと考えてみてください。

仕事や夫婦関係、子育て、お金、健康など、人生のコースにはたくさんの障害物が転がっています。感情というのは、それらを乗り越えるエネルギー、つまり、モチベーションを与えてくれます。

常に影のようにくっついて過ごす大切なパートナーです。感情と闘うのをやめ、協力関係をつくること。そうすればどんな障害があっても、軽快に乗り越えて前に進めるはずです。

「ねばならない」の種類を知って使いわけよう

「○○しなければいけない」という言葉は、自分の行動を決めるとても強い力を持っています。その分、使い方を間違えると気分を落ちこませたり、ストレスになったりすることもあるため、言葉にする際は気をつける必要があります。

いわゆる「ねばならぬ」というのは、一般的にあまりいい言葉ではないとされています。たとえば、「いい親でなくてはならない」「笑顔で過ごさないといけない」「早起きをしなくてはならない」「楽しまなくてはいけない」「がんばらないといけない」。つい言ってしまいがちですが、言葉にすると「足かせ」のような、どこか重苦しい気持ちにさせるものです。

それらはけっして「しなければならない」のではなく、「そうできるのに越したことはない」ぐらいのもの。

「ねばならぬが多すぎてストレスになっている」という人も少なくありません。なかには、「ねばならぬと言ってはいけないのに」と、二重に自分を縛っている人もいます。

実は「ねばならぬ」にも不自然なものと自然なもの、ちゃんと種類があるのです。その種類を知って使いわけることができれば、ムダな自己否定をすることもなくなり、行動するためのモチベーションを感じることができるでしょう。

ひとつ目は感情を束縛《そくばく》する「ねばならぬ」です。

たとえば、気持ちよく過ごさないといけない。笑顔でいないといけない。他人を愛さなくてはならない。優しい親でなければならない。こういった「自然な感情や、それによる結果論」を強制するのは、とてつもなく不自然なこと。

「気持ちよく一日を過ごしたい」と願うのは自然ですが、そう過ごせるかどうかは言葉どおり気持ち次第の結果論です。笑顔だって、安心感や信頼感といった自然な感情がなければ気持ち悪いつくり笑いになるでしょう。

「愛している」と言葉で言うことはできても、涼しいところで汗をかけないのと同じように、愛情をねつ造することは不可能です。自然な感情をねじ曲げようとする「ねばならぬ」は十中八九うまくいきません。

するといまく「ねばならない」のに、そうできない自分のことをどう感じるのでしょうか。まるでルールを破った犯罪者のように、自分のことを責め立てることになります。うまくいかないうえに**自己否定の回数が増える。**
「感情を束縛するねばならぬ」を使うのはもうやめてください。

二つ目は行動を束縛する「ねばならぬ」です。
たとえば、会社に行かなくてはならない。早起きしなくてはいけない。ダイエットしなくてはならない。感情に対するものではなく、具体的な行動に対する「ねばならぬ」であることはよいでしょう。でも「本当はしたくないけど」という含みのある不自然な「ねばならぬ」もあるのです。

ある大学で学生のカウンセリングをしていたときのこと。「就職活動で心が折れ、学校へ行くのもつらくて」と言う男子学生がいました。
よく聞けば、「父が認める大会社に内定をもらわないといけない」と言うのです。親の期待に沿うことを否定はしませんが、そんな不自然なモチベーションでは、うまくいかないのは当然です。

「行動を束縛するねばならぬ」がやっかいなのは、自然な感情がともなっていなくても、カタチとして行動できてしまうことにあります。

ただし、一応の行動はできても、残念ながら、そのパフォーマンスはとても低いものになるでしょう。実際、彼も、「書類選考は通るのに、面接でことごとく落ちます」と嘆いていました。

「本当はしたくないけど、しないといけない」というのは、要するに、自分の意思ではないということです。

「ダイエットしないと」といって一応の行動はするものの、「長続きしない」という方は多いでしょう。誰かが言った「ダイエットしたほうがいい」という意見に、なんとなく同意しているというケースがほとんどです。

「行動を束縛するねばならぬ」に気づいたら、「本当にやりたいと思っているのかどうか」、まず自分自身の意思を確認してみてください。

三つ目は行動を鼓舞《こぶ》する「ねばならぬ」です。

今期の目標は絶対に達成しなければならない。資格試験に合格しないといけない。かならずやり遂げなくてはならない。具体的な行動に対する「ねばならぬ」であり、その先にハッキリ目的がある、とても自然な「ねばならぬ」です。

まったく同じ「ダイエットしないといけない」という言葉でも、目的があるかないかで、束縛するものか鼓舞するものか性質が変わります。

「ネットでステキな男性と知りあって会うことになった。それまで絶対にダイエットしなくてはならない！」と言う女性がいました。結果、もともと七十キロ台あった体重を、なんと五カ月で五十キロ台にまで、「執念でやり遂げた」と言います。

困難なことに挑戦していれば、心が折れることもあるでしょう。**「行動を鼓舞するねばならぬ」は目的を思いださせ、諦めないためのモチベーションを生みだしてくれます。**

三つある「ねばならない」の見分けがつくようになってください。

言葉というのは強力な武器ですが、自分を傷つける諸刃の剣にもなるもの。自分がふと口にした「ねばならぬ」がどれにあたるのか。それさえわかれば、「不自然なねばならぬ」でムダに自己否定することも減り、ここぞというときは「自然なねばならぬ」でやる気を回復させることもできるでしょう。

「不自然なねばならぬ」を許可の言葉で緩める

ものごとがうまく運ばない原因のひとつに「不安や緊張が強いため、力が入りすぎている」ということがあります。

たとえば、「自分を好きにならなくては」や「よい親でなくてはならない」といった「不自然なねばならぬ」を使っていると、「そうでないこと」に過剰な恐れを感じるようになります。

子育てに関する書籍を読みあさり、「いろいろやってみるのですが、何をしても裏目に出ます」と言う方がいました。不自然な力みが入ってカラ回りしているのでしょう。

「不自然なねばならぬ」とは、いってみれば、ありもしない法律を自分に課すようなもの。制限や義務、禁止、罰。間違いを犯すことが恐ろしく感じるため、心身とも力が入ってうまくことが運ばない。

このような場合、「ねばならない」の部分を、あえて「してもいい」という「許可や権利の言葉」に変えてみてください。

「よい親にならなくてはいけない」を「よい親になってもいい」と。「運動しなくてはならない」を「運動してもいい」と。「成功しなくてはならない」を「成功してもいい」といいかえるのです。

義務や禁止、プレッシャーのような印象が軽くなったのを感じられるでしょうか。

もちろん、「生活習慣病なので運動しなければいけない」のように「やらないとまずいだろう」というケースもあるでしょう。重要なのは言葉ではなく行為です。「どう言うか」など、正直どうでもいいのです。

「しなければいけない」などといった強すぎる不自然な言葉のせいで不安や緊張から心がカチカチになっていること。それが真の問題なのです。

重要なのは、「不自然なねばならぬ」で強まった恐怖や不安、緊張を体感的に緩めることと。

「ねばならぬ」というのは制限する言葉です。禁止や義務を感じさせる分、不安や緊張が高まるのも当然。それが強すぎるがため、「心が追いつかない」わけです。

過剰な不安や緊張を緩めるには許可、「してもいい」という言葉で容認や肯定の感覚を感じさせるのが効果的です。

わかりやすいのが、「眠らないといけない」というケース。

たしかに、十分な睡眠を取ることは心身の健康に不可欠なものです。でも、眠ることを意識しすぎると、なぜか眠れなくなる。それは、制限や強制、義務感が不安や緊張をもたらすからです。不安で緊張しているのに、グッスリとよく眠れる人なんているでしょうか。

「眠らないといけないのに眠れない」と不眠を訴える人に、私は「夜になったら眠らなくてはいけないなんて決まりはありませんし、眠ってもいいというだけですよ」と言うことがあります。

要するに、**どこか義務と感じているものを権利であるという自然な感覚に戻すのです。** 制限を許可に変えると不安や緊張が和《やわ》らぎ、結果的に「よく眠れた」となることが多いのです。

前述した、就職活動で行き詰まっていた男子学生も「不自然なねばならぬ」によって不安や緊張がピークに達していたのでしょう。「父が認める大きな会社」に受かるどころか、「就職活動しないといけないのに、やる気が起きない」と、行動そのものさえできなくなっていました。

「就職活動しなければいけないことはないですよ。しなくてもいいし、もちろんしても構わない。それに、お父さんの希望どおりの会社でなくてもいい。そんな人はたくさんいます。どう理解してもらうか?は受かってから考えれば大丈夫」と禁止や義務を和らげつつ、許可を与えて、自分が決める権利を持っていることを伝え続けました。

最後は、自身が「働きたい」と感じられた会社に、ギリギリですが内定しました。「父が何と言おうとも僕の人生ですから」と、当初、あれほど悩まされた「不自然なねばならぬ」を、自分の力で抜けだしたのです。

ふつうに生きていれば、しかたなく「不自然なねばならぬ」によって行動せざるをえないこともあるでしょう。

不安や緊張は、「帯に短し襷《たすき》に長し」、ありすぎても、なさすぎても、よくないもの。問題が起きるのは、たいていそれらが過剰なときです。

「不自然なねばならぬ」を見つけたら、「しても構わない」という「許可の言葉」に変えてみてください。そうすれば不安や緊張が和らぎ、自然なモチベーションや本来の実力を発揮できるようになるでしょう。

うわべポジティブで感情をごまかすのをやめる

ポジティブな言葉が力を与えることはたしかです。でも、それがもし「うわべの言葉」なら、それは逆に力を削《そ》がれることになるでしょう。

「できると思えばできる。できないと思えばできない。これは揺るぎない絶対的法則である」。これは画家、パブロ・ピカソが残した言葉です。

ピカソが生涯で残した作品数は版画や彫刻など絵画以外のものも含めると、なんと十四万点以上。一日あたり、四点以上の作品をしあげていた計算になります。そんなピカソに言われると説得力があるものです。

「できると思えばできるし、できないと思えばできない」。自己啓発本や企業研修などで、「だからできないと言ってはいけない」とよく引用される、ポジティブ言葉のお手本のような言い回し。でも、本当にそうなのでしょうか。そもそも、これは言いすぎです。「できると思え〝ば〟できる」の「ば」とは、条件を示す接続助詞です。でも、原文にそんなニュアンスは一ミリもありません。〝He can who thinks he can, and he can't who thinks he can't.〟原文の前半では「できると思っている人はできるし、できないと思っていない人はできない」と、あたりまえのことをいっているだけなのです。

それがまるで「できると思う」や「できると言う」が「できること」の必要十分条件かのように間違って論じられています。

その結果、生まれるのがポジティブの強制。そして、実は逃げたいと思っている自然な弱さを自覚することもできない、言葉だけが前向きな「うわべポジティブな人たち」です。

「うわべポジティブ」は不自然なメンタルの代表例。思考と感情がちぐはぐで、感情が足を引っぱるため、感情に振り回されることが増えるはずです。

さらに、そんな自分を情けない、恥ずかしい、みっともない、「ダメな自分」と否定すると、落ちこみや不安、ゆううつがさらに大きくなって返ってきます。実はいま、こういった「うわべポジティブな人たち」が急増しているのです。

「ネガティブ言葉禁止ルール」があるベンチャー企業に勤めているという女性会社員の方がこう言っていました。「ポジティブなふるまいを強制されるのが正直、しんどくて。弱音を吐きたいときもあるのに」と。

ある日、彼女は会社がある新宿方面の山手線に乗れなくなったといいます。ところが「とてもそんなことを言いだせる空気じゃない」と池袋から新宿まで、本来ならば十分程度で到着するものを、わざわざ反対回りで一時間近くもかけて、這うように会社に通っていたというのです。あきらかなガマンです。

案の定《じょう》、職場に着いてもまともに仕事ができないため、最終的には会社を辞めたといいます。そもそもポジティブな言葉やふるまいを強制されるいわれなどあったのでしょうか。

うわべポジティブな人たちは「いつもポジティブでなければならない」と、執拗《しつよう》なまでに自然な弱さを否定しがちです。

「そう感じること」を否定されるのは真夏に汗をかくことを、尿意をもよおすことを否定されるようなもの。あきらかに限界があるでしょう。

そこにあるものをないと言い張るのは単なる不自然な強がりです。一時的に言動を強制することはできても、気分や感情を強制することは絶対にできません。

そんなことを続けていれば、感情が抵抗して、「意思による暴走」をどうにか止めようとするでしょう。

パニック発作のような「感情による強制執行」が起きるのは、「うわべポジティブ」によって理由のある自然な感情を押し殺し、無理やり黙らせてきたからです。感情がいうことをきいてくれなくなるのもあたりまえでしょう。

もともとポジティブな人を否定するつもりはありません。でも、もともとネガティブな人が一方的に否定されるのもどうかと思います。ポジティブがよいものという構図に飛びつきたくなるのも否定しませんが、それはあなたを生きづらくすることに気づいてください。

ネガティブやポジティブというのは車の両輪のようなもの。前者は「うまくいくための備え」を与えてくれる、そして後者は「不確実な未来に飛びこむための勇気」を与えてくれるものです。

善悪や優劣はなく、どちらが欠けても人生はうまくいきません。両方が揃って初めてバランスの取れた生き方ができるものです。

もしあなたが「うわべポジティブ」にハマっているのなら、まず言葉で自然な弱さの警告信号をごまかすのをやめましょう。感情の意味に耳を傾ければ、あなたが取るべき行動が見えてきます。

第四章

感情の力を借りれば
メンタルは自然と強くなる

ネガティブな感情は人生のカーナビと考えよう

自然な弱さはあって当然の必要悪です。あなたの身を守るための防御反応であり、感情の指示にしたがい、行動をあらためていけば、より安全に生きることができる。ここで重要なのは、感情がどんな警告を発しているのかわかることです。

感情や感覚というのはカーナビのような案内のシステムだと考えてください。目指している方向はいつも「安全に生きのびること」。

あなたが道を間違えないよう、感情や感覚は「そっちに行くと危ないよ」「こっちのほうが安全だよ」と、さまざまな信号で誘導してくれています。

感情はおおざっぱにいえば、「接近」、近づくことをうながすものと、「回避」、遠ざかることや対処を求めるものと二種類あります。

「そのまま進んでいいよ」と、より安全なものへ近づくよう誘導するのがポジティブな感情です。逆に「このままだと危ないよ」と危険を知らせ、回避や対処を求めるのがネガティブな感情です。

たとえば、たくさんの人の前でスピーチすることになった人が「不安」を感じるのは、おかしなことを言って嫌われたり、見下されたりすることを「危ないよ」と警告しているわけです。

あなたはこう思うでしょう。「でも、ネガティブな感情なんか感じたくない」と。そう思うのもムリはありません。落ちこみや不安というのは不快なもの。でも、それらは不快でなければ意味がないのです。

たとえば、スマホの緊急地震速報のアラーム音を想像できるでしょうか。いかにも気持ちの悪い、ぐっすり寝ていてもドキッとして飛び起きてしまうような不快な音が鳴ります。それがもし、穏やかな気分になれる心地よいメロディだとどうなるでしょうか。もし本当に大きな地震の場合、逃げ遅れて危険に巻きこまれることになります。

私自身、落ちこみや不安を感じやすいところがあるため、なるべくそれらを感じる時間を最小限に抑えたいと思いながら生きています。あなたも同じではないでしょうか。ならばなおさら、小さなうちから信号の意味に気づき、回避するなり、対処するなり、感情から求められた行動をいち早く取ることです。

まずは「自然な弱さがいったい何を警告してくれているのか」、自分でその意味がわかるようになってください。

「ピザも」はネガティブ感情のタマゴと考える

あなたも漠然とした「ピリピリ、ザワザワ、もやもや」を感じたことはないでしょうか。それらは、いってみればネガティブ感情のタマゴ。

たとえば、明日の仕事が気になるとか、引っかかるひと言を言われた、もしくはよけいなことを言ってしまった。ハッキリした感情でなくてもどこか**「ピリピリ、ザワザワ、もやもや」、略して「ピザも」**を感じることはあるものです。

新型コロナウイルスが流行し始めた二〇二〇年三月ごろ、こういった漠然とした「ピザも」に関する訴えが急増しました。「電車に乗っているときザワザワするんです」「繁華街を歩いていると気持ちがピリピリする」「来週、出張があるんですがなぜかもやもやして」など。

ソーシャルディスタンスの概念が定着した今ならわかりますが、感染に対する不安です。意識的にそう考えるより前から「ピザも」はこのように警告していたのでしょう。「感染リスクが上がるから気を抜かないで注意しなさい」と。

私も二十代、まだ会社員だったころ。日曜日の夜になると、なぜか気持ちがピリピリしてきたことを覚えています。翌日の仕事に備えるように警告する「ピザも」だったのでしょう。

とくに早朝から遠くに出張する仕事、人前で話をする仕事が控えているときなど、要するに緊張するような仕事の前は「緊張のタマゴ」として「ピザも」を感じることはよくありました。

「ピザも」は、危険に備えて感覚を研ぎ澄ませている状態です。わかりやすい例でいえば、野生のライオンがウロウロしている場所で、隠れて危険をやり過ごそうとしているようなもの。いってみれば「危険回避モード」に入っているといえます。

考えの幅が狭くなり、それ以外のよけいなことがノイズに聞こえるため、ささいなことでもイライラしやすくなります。もちろん、食事したり、眠ったり、リラックスして休んだりすることも難しくなるでしょう。

「ピザも」はとても優秀な通知機能です。環境の変化があって何か不都合が起きると、回避や対処をうながすネガティブな感情が湧くのは自然な反応です。**その前身である「ピザも」の段階で気がつけば、それが不安に成長する前に準備することができます。**

少なくとも、「なぜそう感じるのか」の理由がわかれば気持ちは落ち着きます。昨日あったできごと、翌日以降に控えているできごとについて思いだしてみてください。たいていネガティブな感情を感じるにふさわしいできごとが見つかります。ハッキリと理由がわかれば「ピリピリ、ザワザワ、もやもや」に振り回されることもなくなるでしょう。

危険回避モードが続くとイライラしやすくなる

思いどおりにことが運ばないとき、相手がなかなか理解してくれないとき、体のどこかが痛かったり、調子が悪いときなど、どうしても「イライラ」の感情が起きやすくなります。**「イライラ」というのは、いったい何なのでしょうか。**

人は危険なもの、未知なもの、対処が必要なものに遭遇すると、それに備えるための準備を始めます。いうならば「危険回避モード」に切り替わる。

たとえば、サバンナでライオンの足跡を見つけると、一瞬で心拍や血圧が上昇して呼吸が浅くなったり、瞳孔が大きくなったり、筋肉が固くなったり、「とうそう」、つまり、逃走か闘争か、どちらでも対応できるように自動的にモードが切り替わるようになっています。

同時に、精神的な状態も変わります。早く逃げたくてビクビクするか、早く戦いたくてワクワクするか、それは経験によって違うのですが、いずれにしても主観的に感じるのが緊張です。

「危険回避モード」はあくまで一時的であり、長続きしません。たとえば、コロナ禍の緊急事態宣言の際、私たちは四六時中、しかも何週間にもわたって危険回避モードを続けていたことになります。イライラを感じやすくなるのも人間らしさ、むしろ正常な反応だったといえます。

違いをもたらすのは内と外、どちらを見るか。何かのできごとでイライラを感じたら、「イライラさせられた」と他人や環境を見るのではなく、「イライラしていたんだな」と、心身が危険回避モードに切り替わったことを認めてください。

他人や環境にイライラの原因があるというのは大半は思いこみです。何があったにせよ、その前からもう危険回避モードだったのです。

イライラの原因を外に求めると、次はその原因に対して危険回避モードが上乗せされることになり、イライラと緊張の悪循環が始まってしまいます。

イライラした際、目を向けるべきは自分自身の不安や緊張です。「何か理由があって危険回避モードだったんだな」と内面に目を向ける。

そして**そうなっている自分のことを「人間らしい」と、自然な弱さを寛容《かんよう》な態度で認めましょう。そのうえで行動修正を行えば、対策は完璧です。**

たとえば、仕事中というのは、寝ていてもできるぐらいのルーチンワークは除き、基本は非常事態、「危険回避モード」になっています。よく休憩《きゅうけい》中も仕事のことを考える人がいますが、それではイライラしやすくなるのも自然なこと。

休むときは、「よし、非常事態を解除するか」と、危険なものも未知なるものもない、何にも備える必要がないことをイメージし、もちろんそんな言い方でなくてもよいですが、自分の意思で「リラックスモード」に切り替えること。

緊張するような状況にいるとイライラの種はいくらでも見つかります。外にある原因やイライラ自体にとらわれず、「そもそも気が張っていたこと」に気づいてください。自然なイライラを認めて行動を変えれば、ムダにイライラする時間を最小限に減らすことができるでしょう。

過去のことが気になるのは「いま不安」だから

過去にあった記憶がふとよみがえってきて、落ちこんだり、不安になったり、もやもやしたりしてしまうことはないでしょうか。いわゆるトラウマというものも含め、過去の記憶に振り回されるのは苦しいものです。

「早く忘れよう」「考えちゃいけない」と振り払おうとしてもなかなか消えてくれるものではありません。力を入れるほど記憶はしつこく追いかけてきます。

「過ぎたことなのに」「過去は変えようがないのに」、どんなに理屈でわかっていても、まるで貼りついたかのように記憶がこびりつく。

過去にあったイヤな記憶がよみがえるのも警告信号のひとつ。過去の記憶は、いま現在、あなたに起きている問題に関するヒントなのです。

「いまのことは関係ない。過去のことで悩んでいるんだ」と思うかもしれません。たしかに過去にあった何かが問題だったのでしょう。でも、それを思いだしているのは、まぎれもなく「いま現在のあなた」です。

「過去のことだから」といって過去をいじくり回してもその記憶が消えることは絶対にないでしょう。

人は目の前の問題で悩んでいるとき、似たような感情におちいった過去の記憶を無意識に探します。

たとえば、仕事で大きなミスをした記憶がよみがえってきたのなら、いま何かでミスを犯しているのではないか？　と疑心暗鬼《ぎしんあんき》になっているということ。

ほかにも、誰かに裏切られた記憶がよみがえってくるときは、いま新しい出会いがあって、その人と関わるかどうかについて決めかねているなど、共通点があるはずです。

私もときどき、特定のイヤな記憶がよみがえることがあります。目の手術をして退院し、自宅に帰ろうとするときの記憶です。

緑内障の手術で一時的に視力が下がり、今よりさらに見えづらい状態だった当時、悩まされたのは階段でした。昇ることはできます。でも段差がわからないため、降りるのが怖くてたまらなかった。

「あると思って踏みだした先に地面がない」というのはなかなかの恐怖体験です。退院の日、「こんな状態で自宅まで帰れるのかどうか不安で……」と言うと、看護師さんが駅まででついてきてくれました。

お礼を言って地下鉄の階段を降りようとするのですが、なかなか最初の一歩が踏みだせない。そんなイヤな記憶がよみがえってくることが、これまで何度もありました。

最初は「なぜ、今そんなことを思いだすのか」、まったく意味がわからなかったのですが、次第に、思いだすタイミングに共通点があることに気づいたのです。

それは「何か新しいことに挑戦しているとき」です。要するに、何かしら、「一歩を踏みだすのが怖いと感じている」ときに、この記憶がよみがえってくるわけです。

人がどう行動するのか、その方向性を決めているのはほとんど感情です。

たとえば、ステキな異性との出会いがあったとして、その相手にもっと近づくかどうかは、好意と恐怖心のせめぎあいで決まります。

そのときもし恐怖心のほうが大きければ、似たような感情を抱いた過去の記憶がなぜかよみがえる。「あのときもイヤな思いをしたじゃないか」と、いまの感情に沿ったストーリーを心で再現してしまうのです。

重要なのは、こういったしくみを理解して、冷静に判断することです。

私の場合、退院の日の記憶がふとよみがえった。だとすると、**いま何かについて「一歩を踏みだすのが怖い」と感じている証拠と自分でわかります。それが何なのか？　はその都度違いますが、探すとかならず見つかります。**

「踏みだすのが怖いんだな」と自分でわかるので、「大丈夫、もし転んでもまた起きあがることができる、やってみればいい」と自分の背中を押すことができるのです。

劣等感やコンプレックスにはどう対処するべき？

「職場で劣等感のようなものを感じてしまい、とくに大きなミスをしたわけでもないのに、なぜかまわりの目が気になることがあるんです」と言うのは入社二年目の男性。こういった劣等感に関する相談というのは少なくありません。

仕事のできる同僚に対してコンプレックスを感じたり、「見下されているのではないか」と不安になったり、カゲで悪口を言われている気がしたり、劣等感に悩まされるのはつらいものです。

実際、何も言われていないのに、何か言われているような、悪く思われているような気がしてしまう。それはあなた自身のホンネが人の目を介して感じられていると考えてください。

「他人がどう思っているのか」気になるからといって、他人に問題の軸を置いてはいけません。それはあなた自身の感情であり、「自分の問題なんだな」と認識することが解決の第一歩です。

実際、誰かに「見下されたようなこと」を言われたとしてもです。

あなたにいっさい劣等感がなければ、どんなことを言われても何も感じないでしょう。一瞬、イラッとしたり、傷ついたとしても翌朝になれば忘れている程度です。自分の内面にないものを認識することはできません。

他人の言葉やふるまいがどうであれ、「見下されているのかな」と気になるなら、それはあなた自身の感情として考えるべきでしょう。

「劣等感なんて感じなくていいんだよ」「気のせいだから心配しなくて大丈夫」というアドバイスはよく聞きます。

でも、私は反対です。それは意味があって生まれている自然な感情です。今あなたがわからないだけで、かならず「そう感じるにふさわしい理由」があります。**劣等感の警告をくみとって、あなた自身が行動を変えない限り、「見下されているのではないか」という疑念が晴れることはないはずです。**

では劣等感は何を警告しているのか。人は一人で生きられないぐらい弱い動物です。私たちの祖先が生きて子孫を残せたのは集団で生活をし、生きるのに必要な作業をみんなで分担できたから。いいかえると、一人ひとりが役割をこなしていたからできたことなのです。

そんな環境で、もし役割がない、役割があってもほかにもっと優れた人がいるという状況は危険を感じさせるでしょう。**「必要とされていない」からです。それが、劣等感という感情の意味になります。**

大学生のころ、強烈な劣等感を感じた瞬間がありました。ちょうど三年生になった春のこと。バイクで信号待ちしているとき、角の工事現場で同年代の人が働いているのを見かけた瞬間、なぜかとても情けなくて、恥ずかしくて、どこかみじめな気分になったのです。

当時の私はやりたいこともなく、ちょうど「どうやって生きるか」を考えることを避けていた時期でした。すでに社会的な役割を持っている人を見て、漠然とした危機感がそんな気分にさせたのでしょう。

いま考えればわかりやすい劣等感です。「このままだと何の役割もなくなるよ」と、必要とされないリスクについて警告してくれたのです。

当時はそれが劣等感だということなんか露ほども知りません。その後、ほどなくしてある資格を取るべく試験勉強を始めました。結果は不合格。ですが、その挑戦は劣等感という自然な弱さを補償する行動だったのでしょう。

前述の男性にそう説明をすると、「たしかに、誰でもできる簡単な仕事に甘んじている気がして、気になっていました」とのこと。

いまそんな特別な役割がなくても大丈夫。より必要とされる存在になるよう、何かしら行動している限り、劣等感に悩まされることもなくなります。

怒りを感じたら「本当の感情」を見つけよう

「カッとなってつい怒ってしまった」という経験は誰にでもあるものです。怒りというのは火がつくと手がつけられません。怒りをぶつけられる側も大変ですが、実は、怒っている本人も疲れるのです。

私自身、今でこそ穏やかな気持ちで生きていますが、以前はとても怒りっぽいところがあったのでそのつらさはわかります。

理不尽なこと、許しがたいことがあって怒りを感じてしまうのも自然な弱さ、といいたいところですが、残念ながら怒りというのは自然な感情ではありません。とても不自然な弱さです。

「怒りは第二感情である」という話を聞いたことはあるでしょうか。

たとえば、ある会社員の男性は「同僚が見ている前で上司から怒られたのが許せなくて。パワハラですよね⁉」と怒りをあらわにされていました。

パワハラかどうかはさておき、怒りを感じるのは不自然。同僚の前で叱責《しっせき》されると、ふつうは情けない、恥ずかしい、みじめといった感情が湧くはず。なのに、それらはどこへ消えたのでしょうか。

みんなの前で怒られるのはみっともないし、情けない、みじめで恥ずかしいもの。こういう感情なら自然な弱さといえます。

でも、もしこれら**自然な弱さを認めることができない、不自然に弱っている状態、不自然に強がっている状態にある場合、情けなさ、みじめさという感情が別のものにすり替わる。それが怒りなのです**。

彼の怒りの原因をひととおり聞いたうえで「なぜ怒られたのか」と質問してみました。すると「かなり初歩的なミスをしてしまった」と言います。

「ミスを指摘《してき》されて恥ずかしいと感じるならあなたは大丈夫」と自然な弱さを認めると、

彼はこう言いました。「そうですね。もう二度と同じミスをしないよう気をつけたいと思います」。彼の声にもう怒りの感情はありませんでした。

自然な弱さを否定していると、ムダな自己否定が増えたり、不自然に強がったり、弱さを認められない、自信のない自分をつくることになります。

そんなとき自分の弱さを突きつけられたら何が起きるでしょうか。きっかけとなった他人に目が向きます。そうすると「相手が私を怒らせた」という錯覚《さっかく》が起きるのです。

「なんでみんな怒らせるようなことをするんだよ！」と、以前の私も本気でそう思っていました。目が見えづらくなってからの私は、とにかく批判的。自分でも「バカバカしいな」と思うぐらい小さなことでも怒りに火がつくのです。

部下の仕事が遅い、役所の対応が悪い、店員の態度が悪い、駅の階段が降りづらい、パソコンがいうことをきかない。私を「怒らせること」は際限なく、いくらでも見つかります。自分でも「何かおかしいな」とは思っていました。

そんなある日、目の病院に行ったとき、「いつまで待たせるんだよ！」と大声で怒鳴っている高齢の男性を見かけました。たしかに待ち時間が長い病院でしたし、イライラする気持ちはわかります。

でも実際に、そうやって公《おおやけ》の場で怒りをぶつけている他人を見て、「自分もああいう感じなのかな」と情けなくなったのです。「このままではいけないな」と思えた瞬間でした。

今ならわかりますが、当時の私は劣等感とみじめさのかたまりでした。突然、目が見えづらくなったのです。そう感じるにふさわしい理由があります。でも私は自然な弱さを認めることができなかった。必死で強がっていた時期です。何がなくても常時「怒りモード」だったのでしょう。

でも、それが劣等感の第二感情などと気づけるはずもありません。「いったい誰が何が私をこうも怒らせるのか」と目を皿のようにして、怒りの原因を探していたのだと思います。

古代ローマ時代の賢者は怒りのことを「短い狂気」と表現しています。

狂気にとりつかれているときに冷静になることなどできません。本書を静かに読めている今がチャンスです。**怒りの根っこにある自然な弱さが何なのか、探してみてください。向きあうべき自然な弱さがつかめれば、怒りの感情からも解放されるでしょう。**

緊張を否定すると、さらに緊張が増してくる

人前で話をするとき、初対面の人と会うとき、知らない場所へ行くとき、ことの大小に関わらず、気持ちが緊張してしまうことはあるものです。緊張は、これから起きるできごとにうまく対処するため、心身ともに表れるもの。

たとえば、大勢の前に立って注目を浴びると、肩の筋肉が縮んで力が入ったり、心拍数が上がってドキドキしたり、のどの筋肉が縮んで声が出なくなったり、手のひらに汗をかいたり、さまざまな緊張を感じることになります。

そんなとき、「緊張するな」「落ち着け」など、緊張という自然な防御反応を否定するよ

うな言葉がけをしていないでしょうか。「消えて欲しい」という気持ちはわかります。でもそうやって緊張を否定すればするほど、よけいに緊張してしまう。

大事な場面で緊張するのは当然なこと。自然な防御反応であり、よいパフォーマンスを発揮したければ、緊張を否定してはいけません。それはムダな緊張を増やす最大の要因だからです。

「脳は否定語を理解できない」という話を聞いたことはないでしょうか。

たとえば、「目をつむって、ピンクの象なんて想像しないでくださいね」と言われると、ピンクの象をイメージしてしまうでしょう。否定語を理解するには、その対象を意識しなくてはならないからです。

それと同じで、「緊張してはいけない」という言葉がけをすると、緊張している状態により意識が向くことになります。「落ち着け」という言葉は「いま落ち着いていない」という前提のうえに成り立つ言葉です。さらに「落ち着いていないこと」に意識を向けることになるでしょう。

ではは緊張するようなシチュエーションでどう言葉がけするのがよいのでしょうか。**不安や緊張に気づいたら「ワクワクしている」や「エキサイトしている」と表現するのがよいでしょう。**

実際、私も研修や講演の直前になると、心拍数が上がったり、肩に力が入ったり、心身の緊張を感じることは、もちろんあります。でも緊張を消そうとすることはしません。なぜならそれは心身が興奮している証拠だから。

大きなものに挑戦する。未知の世界に飛びこむ。恐怖を感じる場に立つ。本来、人間はそういった「スリル」が大好きです。そうでなければ、ジェットコースターやお化け屋敷、バンジージャンプなどが存在するはずがありません。

危険を克服する過程は楽しむことができます。その際、感じるのが緊張であり、それはワクワクしている、エキサイトしている証拠なのです。そう言葉にすることで「楽しむもの」という認識が生まれます。少なくとも「緊張するな」と否定するよりはるかにパフォーマンスは上がるでしょう。

他人とつながるための孤独感、その意外な効用

詩人、ヘルマン・ヘッセは孤独についてこういっています。「人生とは孤独であることだ。誰もほかの人を知らない。みんな独りぼっちだ。自分一人で歩かねばならない」と。

実際、どんなに深く語りあっても、完璧に通じあうことなど不可能です。「わかりあえた気分」はあっても本当にわかりあえることはないのでしょう。**どこまでいっても人間は独りぼっち。では、孤独感をどのように解釈するべきなのでしょうか。**

一人でいると、孤独感から「さびしい」や「心細い」という感情に気がつくことがあります。

ホモ・サピエンスという動物は、とにかく「さびしがり屋」です。それは性格や個性を越えた本能的なものなのでしょう。古今東西、すべての人間は集団に所属して生きのびて

きました。仲間と協力しないと生きられないぐらいひ弱な動物。それが人間です。

集団を追いだされて、完全な単独生活をすることになったとします。かつての仲間たちが囲んでいる炎を遠くのほうから一人、ポツンと眺めている。そんな心境を孤独感というのでしょう。さびしさ、心細さ、恐怖や不安を感じるのも自然なことです。

端的にいえば、**孤独感はこのように警告してくれています。「さっさと仲間のところに戻りなさい、でないと死んでしまうから」と。**

そのために謝罪するなり、譲歩するなり、不満を抑えるなり、行動の修正が求められます。相手の立場でものを考えるという能力も、孤独感や心細さという弱さを補った結果といえるでしょう。

たとえば、友達とケンカして「絶交だ」と思っていたのに、翌日になるとさびしくなったり、夫婦ゲンカをして「離婚だ」と叫んだのに、心細い気持ちになったり、「こんな会社、辞めてやる」と意気ごんでも、恐怖や不安がその決断をくつがえしたり。私たちが社会的に生活できているのは孤独感のおかげです。

そもそも人間関係というのはめんどうなものです。狩猟採集時代と違って、独りぼっちであっても生きられるようになった安全で便利な現代社会。人間関係から遠ざかって生きたくなるのもわかります。でもそれは精神的に危険な生き方です。

「なんとなく拠《よ》りどころがない感覚」や「どこか満たされない感覚」というのも、その正体が孤独感であることは少なくありません。

そう訴える方の生活を覗《のぞ》くと、たいてい孤独感を感じるにふさわしい環境が見つかります。一人暮らしという意味ではなく、たとえ家族がいても、孤独感を覚えるような関係性ということです。

孤独感そのものは問題ではありません。それを人以外のモノで補うこと、それが本当の問題です。たとえば、甘いものや買いもの、お酒がやめられない、いわゆる依存症に共通するのは、「孤独感をモノで補償してしまうこと」です。

「人とつながるための動機づけ」、それが孤独感の本来の意味です。ところが孤独感はあっても「悪い気はしない」というときもあります。

精神分析理論の生みの親、フロイトの言葉を引用しましょう。「自分で進んで求めた孤独や他者からの分離は、人間関係から生ずる苦悩に対してもっとも手近な防御となるものである」。

要するに人間関係に疲れ果てたとき、「もう一人になりたい」というあの感じ。**みずから望んだ孤独感というのはむしろ心地よいものです。**

もうひとつ、孤独感が役に立つタイミングがあります。それは、考えを深めたいとき。人と関わっていると、どうしても考え方が平均的になりがちです。たとえば、常識や流行を意識して生活していると、自分の価値観をないがしろにすることもあるでしょう。みんながわかる、そんな平均的な考え方から創造的なアイデアが湧いてくることはありません。**あなたがクリエイティブな仕事をしているなら、ときどき「どうせ誰もわかってくれないさ」と、思いっきり孤独感にひたる時間をあえて取るのもよいでしょう。**

人によって、状況によって孤独感の意味は変わります。いずれにしても、「さびしい」というのはとても人間らしい感情であり、けっして否定する必要などありません。

その意味を自分で理解し、「どう行動をあらためるべきか」がわかれば、孤独感を恐れる必要もなくなります。

無力感を認めると最高のモチベーションになる

仕事でミスをしたり、思いどおりにことが運ばなかったり、力不足によって結果が出なかったりしたときは、無力感を感じて、「くやしい」という気持ちでいっぱいになることがあります。

そんなとき、無力感やくやしさを消そうとしていないでしょうか。だとしたらもったいない。

私も、自分の未熟さや無力さから「くやしい」と歯を噛みしめた経験は何度もあります。何度も経験しすぎたせいか、今は無力感に打ちひしがれ、「臥薪嘗胆《がしんしょうたん》」という気分になるのはキライではありません。数ある自然な弱さのなかでも、私にとってもっとも身近な感情でしょう。

もちろん、そんな気分になるできごとは起きないに越したことはありません。起きて欲しくはないのですが、すでに起きてしまったのならしかたない。

無力感はつらいものです。その分、かならず能力の向上、知識の獲得、環境の変化をもたらす、確実に利用するべきものなのです。

何もできなかった。力を発揮できなかった。役に立てなかった。力が足りなかった。**無力感というのは文字どおり、環境の変化に対し、「力がない」「力が足りない」と、実際のところはさておき、そう感じているという証拠です。**

普段しないぐらいハードな運動をすれば、筋肉が「力不足」を感じて痛みを訴えるのと同じ。かならず「足りない力を補おうとする動き」が生まれます。

「よく耐えたね」「がんばったね」という癒《いや》しは、力を育てるための栄養にすぎません。

「二度と同じ思いなどしたくない」と、痛みをモチベーションに変えるのが正解です。

「無力感は感じなくていい」というアドバイスをよく耳にしますが、いいえ、感じるべきです。

何について無力感を抱き、「くやしい」と感じるのか。それはあくまでも主観的なものです。たとえば、フィギュアスケートの羽生結弦《はにゅうゆづる》選手は東日本大震災が起きたあと、スケートで結果を出しても「復興の手助けになっているわけではない」と考え、「何もできていない」と無力さを感じたといいます。

「そんなこと感じる必要ないよ」と言いたくなりますが、まわりがどう言おうと、本人が「そう感じている」のです。その後、羽生選手は仙台からカナダへ拠点をうつしています。無力感を感じなければ、そういった行動の修正も起きていなかったでしょう。

私の人生で最大の無力感は、うつ病と診断された姉が自死したことです。「何ひとつできなかった」ばかりか、「傷つけるようなことを言ってしまった」という後悔の念も混ざっています。

ちょうど自分自身も目の障害を負って生きることを悲観していたころ。それまで精神的寝たきり状態だった私が急に活動的になれたのも、自身の力不足や無知と向きあい、「姉の死の真相を知りたい」という衝動が生まれたからです。

まわりからは「あなたに責任はない」「無力さなんて感じなくていい」と何度も言われました。でも、自分がそう感じていることはごまかせません。

誰が何と言おうと、私にとって「そう感じるにふさわしい理由」があったのです。それを無視して、忘れることなど私にはできませんでした。

もちろん、結果論にすぎませんが、その後、うつ病と診断された妻を失うことなく、一緒に危機を乗り越えることができたのも、無力感が示した「もっと力をつけなさい」という警告にしたがったからだと思っています。

「もう二度と同じような苦しみを味わいたくない」、だからこそ、無力感やくやしさが湧いてくるのです。

「無力感は味方になる」と知って以降、私の人生はとてもラクになった気がします。警告信号をごまかさず、その意味にきちんと応えていけば、私の人生はさらに安全なものにな

る。そういった安心感を感じられるようになりました。

無力感やくやしさを感じるできごとについて、他人や環境のせいにしたくなる気持ちもわかります。何かのせいにして一時、衝撃を和らげることが必要なときもあるでしょう。その儀式が終わったら、あなたの内面にある無力感をよく見てあげてください。どんな力を身につけるべきなのか、どう行動を変えるべきなのか、自然と答えを見つけることができるでしょう。

第五章

感情の警告信号は思考ではなく、行動で応える

環境の変化を嘆くのは早く立ち直るための儀式

繰り返しますが、イヤなことがあって落ちこんだり、残念なことがあってガッカリしたり、過ぎたことでクヨクヨしたり、こういった**自然な弱さはかならず理由があって生まれています。**

「そんなふうに感じたくない」と、いくら言葉で言い張っても、そう感じていることを否定すること自体、もう不自然なのです。あなたが無視した感情、ごまかした気持ちはかならず別のカタチで返ってきます。

「理由がないのにイライラするんです」と言うのは四十代の女性。「理由がない」と言う方は多いのですが、実際かならず理由があります。

「何かガマンしていること、ありますよね?」と聞くと、言いにくそうに「あります。上司がめんどうくさいとか、夫が何もしないとか、子どもがいうことを聞かないとか、ありますけど、言ってもしかたないじゃないですか」とのこと。

よく聞けば、つい最近、友達のグチを聞かされて「言ってもしかたないし、前向きにいこうよ」と諭《さと》してしまったのだとか。

たしかに「自然と前向きになれた」ならよいでしょう。ですが、「不自然に前向きを装った」なら、それはまた別のカタチでかならず返ってきます。彼女の場合、それが「謎のイライラ」の正体です。

「不自然に前向きを装う必要はありません、理由があってイライラするのは自然なことです」と伝えると、「でも、せっかくの休みなのにグチグチ言いたくないし、なるべく気分よく過ごすって決めたのに……」と言います。

「気分よく過ごす」と決めることはできます。でも、気分よく過ごせるかどうか、それはまさに気分次第。意識的に宣言したからといって、無意識的な感情がそれに同意する理由などどこにあるのでしょうか。

感情のコントロールとは、思考で感情を操作することではありません。そんなことはとうてい不可能です。

主従関係でいえば、感情が主人、思考はその従者にすぎないのです。逆らわずに、うまく主人のご機嫌を取ること。それこそ本当の「感情をコントロールすること」なのです。

前向きになりたいと希望することはできます。でも、前向きになれるかどうか、それを決めるのはあなたの思考ではありません。思考の主人たる感情が決めているのです。思考を使ってできることは知れています。

そう感じていることを自覚し、泣くなり、怒るなり、グチるなり、ひととおり「儀式」をし、それを終えたあとは、感情の意味をくみとって、行動を変えること。

マンガの『ジョジョの奇妙な冒険』に登場するエシディシという敵キャラがこう言っています。「激昂《げっこう》してトチ狂いそうになると、泣きわめいて頭を冷静にすることにしているのだ」と。

これは参考になるスキルです。泣くほどでもないできごとでも、悲しみや苦しみ、つらさを増幅し、あえて泣きわめく。するとたしかに精神状態は安定するもの。

そんな姿は誰にも見せませんが、私もときどき一人で、あえておおげさに嘆き、気持ちをリセットすることがあります。居酒屋で会社や上司への不満をあえておおげさに悪く言うのも、一種の儀式と考えてよいでしょう。


「理由なき謎のイライラ」を訴えていた女性も、私との会話でグチグチ言ってもらい、最後は涙混じりにわめいていました。すると自然な笑いが生まれたのです。

彼女の場合、イライラを溜《た》めこまないため、「もっと自己主張する」という行動の修正が必要でした。「がんばります」と、素直に言えたのも、儀式として本気で嘆き、自然な弱さを認められたからでしょう。


いつまでも怒ったり、グチったり、泣いたりするのは不自然ですが、自然な弱さを強さに変えるため、一時的にそういった儀式を執《と》り行うのはおかしなことではありません。

自分自身にある「人間らしさ」を認め、そのしくみを意図的に利用するのはすばらしいこと。まずは思考や言葉で感情の警告を無視するのはやめましょう。ときに盛大な儀式が必要なときもあるかもしれません。

でも自然な弱さを認めれば、それはかならずあなたの生活を安全に導いてくれます。

何も悪くないと考えて「他責の壁」を乗り越える

自然な弱さを否定せず、それを補うための行動を起こすこと。その結果、手に入るのが自然な強さです。

「メンタルが弱い」を解消するうえでもっとも苦労するのが、おそらく「他責の壁を越えること」でしょう。「他人や環境のせいにしない」というアドバイスはよく聞きます。だとしたらいったい誰のせいなのでしょうか。

結論からいえば誰のせいでもありません。もちろん、「あなたのせい」でもない。

たとえば、お客様のカン違いによってクレームが起きたとしましょう。カン違いとはいえ、怒られるのはあなたです。たとえカン違いだとしても、怒られたら落ちこむ。これは自然な反応でしょう。

ふつうの考え方でいけば、悪いのはカン違いをしたお客様です。とはいえ誰かのせいにしている限り、あなたの強さが育つことはないでしょう。だからといって「自分が悪い」とか「自分のせい」と考える必要もありません。

自然な強さにたどり着くには、「誰も悪くない」という新しい考え方を身につけて欲しいのです。

「自分に非がある」というのは誰にとっても認めづらいものです。だからこそ誰かや何かのせいにしたくなる。でも「悪い」や「非がある」という考え方を捨て、ただ純粋な能力不足、知識不足と思えば、認めるのもラクになります。

私は人混みを歩いているとき、「人にぶつかること」がよくあります。見えている範囲、視野が狭いからです。それ以外にも、目が見えづらくなって以降、ことの大小によらず、迷惑をかけたり、ミスをしたりすることが増えました。

正直、こう思ったものです。「私は悪くないのに」。目が見えづらいのはたしかですが、なにも悪気《わるぎ》があってそうしているのではありません。

すると、「私は悪くない、あれ、ならば誰が悪いんだ?」と「悪者探しの旅」が始まります。

よく考えればわかることです。誰も何も悪くありません。もちろん、私だって悪くない。なのになぜ、悪者を探してしまったのでしょうか。

人間は「悪い結果」が起きると、それに対応する「悪い原因」があると直感的に感じるもの。そして「悪い原因」を叩《たた》きつぶせば、「よい結果」が得られると感じるため、原因や犯人など、悪い何かをあぶりだすことが大好きなのです。

「カン違いしてしまったお客様が悪い」、そうでなければ、「私が悪い」という二者択一は極端にすぎます。誰でもカン違いをするものです。それより、どちらでもない第三の選択肢、「誰も何も悪くない」という考えを採用してください。

とはいえ、不都合なできごとが起きたのも事実。たとえ非がなくても、自身の説明能力を高める機会にしてしまえばよいでしょう。

「この世の不利益はすべて当人の能力不足」、これはマンガ『東京喰種《トーキョーグール》』のなかで何度か登場するセリフです。とても厳《きび》しい言葉に思えますが、私はこの言葉に救われました。以前の私は不都合が起きると何でも「他人や環境のせい」にしていたからです。

何かのせいにするというのは、実はとても疲れるもの。怒ったり、批判したり、不満を述べたり、「怒り疲れ」を感じていたときにこのセリフを目にし、「そうか、誰のせいでもないし自分のせいでもない、ただの能力不足だよな」と救われた気がしました。

環境の変化によって何か不都合なできごとが起きたら、誰かや何か、そして**自分が「悪い」、自分に「非がある」のではなく、「単なる能力不足にすぎない」と考えてみてください。**

「知らない」という不足を認めると、それを調べたくなりますし、「うまくない」という不足を認めると、うまくなることに意識が向きます。

「誰も悪くないし、私も悪くない、ただ能力が不足しているだけである」、そう考えることができれば「他責の壁」を乗り越えることができます。

慎重、臆病、後ろ向きを強力な味方に変える

慎重、臆病、後ろ向きな性格というと、とても弱い人のことをイメージしがちですが、そんなことはありません。使い方の問題です。**慎重さや臆病さというのは、「ありえないぐらい徹底的に準備するモチベーション」に変わります。**

とあるスピーチ大会で私が優勝したときのこと。もちろん、ありえないぐらい準備した結果だと思っています。これまでの出場者を徹底的に分析し、優勝者の傾向から審査員のコメントまで、手に入る情報はすべて調べつくしました。

できあがったスピーチは十分間、文字に起こすと約三千字です。それも何回修正したかわかりません。書いた文章を一言一句、頭にたたきこみます。スピードの緩急《かんきゅう》や抑揚《よくよう》、

間《ま》の長さも含め、口が勝手に回るようになるまでしつこく練習すること百回以上。「みんなそれぐらい準備している」と思っていたのですが、そうでもないことはあとから知りました。「なぜそんなに徹底的に準備するのか」と問われたら答えは決まっています。「負けるのが怖いから」です。

楽観的で前向きな人は理解しがたいでしょう。「そんなに思い詰めなくても」と言われることもあります。でも私にとって勝負ごとというのはすべて「真剣勝負」です。竹刀《しない》ではなく、真剣で勝負するということは負けイコール死、という感覚になります。もちろん、実際は負けたところで死ぬわけでもなし、気楽にやればいいのでしょう。でも、生きている時間をかけて何かに挑戦するなら、結果を残せるに越したことはありません。怖い、だからありえないぐらい備えるのです。その際、私をつき動かしているのが慎重、臆病、後ろ向きという自然な弱さ。

本気で負けを恐れる臆病さ、最悪を想定できる後ろ向きさ、事前の準備を妥協《だきょう》しない慎重さ。これらはすべて持って生まれた才能であり、活用するべき自然な弱さです。

楽観的で前向きな人はその価値を知りません。だから否定されるのですが、耳を貸す必要などないでしょう。慎重、臆病、後ろ向き――。せっかく授かった才能を殺すより、活かして強さにして欲しいのです。

慎重であること、臆病であること、後ろ向きであること――。それらの弱さを恥じる必要はどこにもありません。飛び抜けた成果を出す人というのは、たいていそれらの才能を活用している方です。

でも、そんな人の裏側を見る機会もなく、表面的な成果だけを見ているため、まるで楽観的で前向きな人のように見えてしまうのでしょう。

コインの表裏だと思ってください。表は楽観的で前向き、ポジティブに見える。でも、裏返すと慎重、臆病、後ろ向きな一面がある。それが本来の人間の姿です。

断言しますが、裏返しても楽観さや前向きさしかないような人がたいした結果を出すことなどありません。

まずは慎重さ、臆病さ、後ろ向きなところが自分にあるのを認めましょう。それらは使い方ひとつで強力な味方になります。

逃げる理由ではなく、「ありえないほど準備をするモチベーション」として使ってください。遠ざけるのをやめて、こちらから近づき、仲良くなることで、あなたの人生をさらに豊かにすることができます。

「〇〇できない」という不自然な言葉をやめる

落ちこみや不安、イライラ、クヨクヨ。どんなに不快な感情にもかならず「そう感じるにふさわしい理由」があるもの。その自然な弱さは、環境の変化にうまく対応するよう「行動の修正」を求めています。

メンタルの自然な強さを手に入れるのにもっとも重要なのは行動すること。ですが、「本当はしたいのに」「やろうと思っていても」「理屈でわかっていても」、結局のところ、

「○○できない」といって行動が止まってしまうということはないでしょうか。

◆「○○できない」というのは十中八九、ウソである

「運動できない」「貯金できない」「ダイエットできない」「家事ができない」など、「やったほうがいいこと」や「やるべきこと」はわかっているのに手をつけられなかったり、始められなかったり。そんなことはありませんか。

どうすれば「わかっているのにできない」を抜けだすことができるのか。最初に理解して欲しいのは、あなたが使っている「○○できない」が十中八九、ウソであるということです。

なぜそう言いきれるのか。理由を説明しましょう。日本語というのはとても柔軟な言葉です。「できない」は本来、可能性を否定すること。正しくは「物理的に不可能であること」を示すための言葉です。

でも実際のところは違います。私たちは「したくない」や「めんどうだな」「苦手だ」

「しない」など、とても広い範囲で「できない」という言葉を使っています。

英語の場合を考えるとわかりやすいでしょう。たとえば、"I can not cook."という言葉は、たとえば「手をケガしている」のように「物理的に不可能」という意味あいを持っています。

ところが日本語は意味がゆるい。実際、私自身「片田さんは料理するんですか」と聞かれて、「できないんです」と答えることがあります。

でも、厳密にいえば、その言い方はウソです。本当は下手《へた》なので「したくない」、もしくは妻に任せたほうが安心なので「しない」と決めている。真に「できない」わけではありません。

ホンネは「したくない」や「しない」、しかしそれを「できない」と言って**自覚なくウソをつくことを私は「偽《にせ》できない」と呼んでいます。**

「運動できない」「貯金できない」「ダイエットできない」「家事ができない」、これらも十中八九、偽できない。ホンネを隠し、オブラートに包むかのように、私たちは自覚なく

「できない」というウソをついています。
そしてこの「無自覚なウソ」があなたのメンタルを弱くさせている原因のひとつでもあるのです。

◆他人の欠点が目につくのは「偽できない」の副作用

他人の欠点や環境にある悪いものが目についてしかたない、という経験はありませんか。

上司や同僚、夫や妻の欠点が気になったり、会社やご近所のような身のまわりの環境から、政治のあり方にいたるまで、「言ってもしかたがないことと自分でもわかっている」のに、なぜか他人や環境の悪いところが目についてしかたない。

だとしたら、それは「偽《にせ》できない」の副作用。いってみればウソをついた代償《だいしょう》です。「偽できない」を多用する最大のリスクは「できない」と言うたび、できない理由や原因のような「悪い何か」が次々と見つかってしまうことです。

これは「できない」という言葉の構造が関係しています。「〇〇できない」という言葉は、それ単体では、あまり使いません。セットで「それができない理由」が必要になります。要は、理由や原因、「悪い何か」を探すことになります。

実際、「禁煙できない」や「ダイエットできない」と訴える人は、「仕事でストレスが溜まるから」など理由や原因について、こちらが尋ねてもいないのに教えてくれるものです。

もし、その「できない」がニセモノで、「したくない」がホンネである場合、彼らにとって「仕事のストレス」は「できない理由」として必要なものになります。

いいかえれば、タバコをやめないため、ダイエットに挑戦しないため、その理由として「仕事のストレス」を必要としているのです。当然、仕事のストレスが減るはずがありません。

「気にしてもしかたないのに」、他人や環境の悪いところがどのぐらいの頻度《ひんど》で、どのぐらい気になるのか。それは「偽できない」を使った頻度に比例してより大きく、増えていきます。

もしあなたが「気にしなければいいのに」、必要以上に他人や環境の悪いところが目につくというなら、それはおそらく何かを「できない」とウソをついた代償です。

「できない理由や原因」として、あなた自身がそれらにしがみついているということを自覚しなくてはなりません。

◆「偽できない」を使わず、「しない」と言う

「運動できない」「貯金できない」「ダイエットできない」「家事ができない」「早起きできない」「禁煙できない」。あなたは無自覚に「偽できない」を使っています。そして「できない」と言うたび、「できない理由や原因」にしがみつくことになる。

ではどうすれば「偽できない」の呪縛《じゅばく》から解放されるのでしょうか。かんたんです。ただ「しない」と言えばいい。

「禁煙しない」「貯金しない」「ダイエットしない」。「しない」というのはあなた自身の判断です。「できない理由や原因」もいらないため、それらを探し回る必要もありません。

ある女性は「片づけしないと運気が下がるのに忙しくてできないんです」と言っていました。でも、彼女は半年前も同じことを言っていたのです。

いかに「できない」と悩んだところで、どうせしないのです。だったら最初から「しない」と言えばいい。

それを「できない」と言うのはできない理由を探すだけムダですし、勇気を出してキッパリ「しない」と言えれば、イヤな気分を味わう時間も格段に減らせます。

ハッキリいえば、現代社会は「無駄な情報が多すぎる」のです。テレビやネット、雑誌や本を読めば、「したほうがいい」や「しないと損をする」といった情報が氾濫《はんらん》しています。たくさん「するべきこと」を知っていても、そのとき、その瞬間にできることはたったひとつです。

もちろん、禁煙も、貯金も、ダイエットも「する」とキッパリ決断するのがベストなのはいうまでもありません。

だからといって、アレもコレも同時にやろうとするから、たったひとつの重要事項にさえ集中できない。「二兎を追う者は一兎も得ず」の典型例といえるでしょう。

人は複数のものを同時に見たり、聞いたり、それらに集中することはできない、それは「物理的に不可能なこと」なのです。

「やるべきこと」がたくさんあるというならなおさら、**「いま集中する目の前のこと」をひとつに決めて、それ以外の九割のことを「しない」と断ってください。**

そうすれば、「偽できない」によってよけいなストレスを感じることもなくなり、「するべきことをした自分」を信じられるようになります。

「失敗」を「フィードバック」といいかえる

自然なメンタルの強さを鍛えるのに、行動することは絶対に不可欠です。何もせず、じっと座っていても事態が好転することはありません。自然な弱さを認め、何のせいにもせず、ただ能力不足を補うために行動すること。

その過程でかならず問題になるのが、「失敗とのつきあい方」でしょう。

人生は「挑戦と克服の繰り返し」です。昨日できなかったことが今日できるようになる。その過程を楽しめると生きるのは楽しいのですが、過程につきものである「失敗」のとらえ方を間違えてしまうと、人生は苦しいものになります。

あなたにとって失敗が「悪いこと」なら、何をするにも腰が重くなるのもとうぜんでしょう。

仕事も勉強も、スポーツも恋愛も「挑戦と克服の繰り返し」。一度の失敗さえ許されない、そんな認識で「がんばって」と言われても、足がすくむのはあたりまえのことかもしれません。

最初から自転車に乗れた人はいません。何度も失敗し、それでも挑戦し続けた結果、乗ることができたという経験はあなたにもあるはずです。

では「失敗」をどのようにとらえるとよいのでしょうか。結論からいえば、失敗は「フ

ィードバックの材料」ととらえると、克服の過程が楽しくなります。

一般的に「フィードバック」というと、仕事のパフォーマンスに対して意見や評価を返すことをいいますが、本来の意味はかなり違います。

「フィードバック」とは制御工学という分野の用語です。

もっともわかりやすいのが、エアコンのしくみ。エアコンで設定温度を入力するとあとは自動で冷やしたり、温めたりしてくれます。

最近のものなら、ちょうどよい温度を割りだし、自動で快適に調整してくれる。それを実現しているのがフィードバックのしくみなのです。

たとえば夏場、部屋の温度が三十五度あったとしましょう。そしてエアコンを二十八度に設定する。差は七度です。その差を埋めるため、ガーッと冷気が放出されます。ピッタリと二十八度になったあとも、誰かが部屋に入ってくれば、また温度が上がります。その都度、センサーが設定温度との差を割りだして設定温度になるように運転を切り替える。

要するに、理想と現実の差を延々と埋め続けること。これが「フィードバック」の本質です。

重要なのは、フィードバックのしくみに「否定はいらない」ということ。理想どおり、ピタリと設定温度にならなかったとしても「ダメだ」と、自己否定するエアコンがあるでしょうか。

もし仮にエアコンに感情があったとしても、やはり落ちこむことなどないでしょう。なぜならフィードバックとは理想と現実の差を機械的に埋め続けることだからです。

一度、行動した結果が理想どおりでなくても、それは終わりではありません。失敗は新しい始まり。「何をどう変えるのか」を知るために失敗はあるのです。

あるテレビのバラエティ番組で「恋愛観」について問われた男子学生がこう答えていました。「うまくいかないのは目に見えているから、恋愛なんかしません」。

もちろん、それが本人の価値観といえばそれまでです。しかしもし、彼が一度でもうまくいかなかったことを「終わりだ」ととらえているなら「悲しいな」と思いました。

「挑戦と克服の繰り返し」を貫けた人は、かならず何かしらの結果を手に入れます。すると、失敗という終わりを、フィードバックという始まりに変えられた自分のことを信じられるようになります。その自信をもとにして、また新しい「挑戦と克服の繰り返し」を始める。

人生をよくする方法というのは、これしかありません。

勉強でも仕事でもスポーツでも恋愛でも、うまくいかないことがあれば誰だって落ちこむものです。きちんと落ちこんだあとは、エアコンのように現状と理想の差を割りだし、淡々とその差を埋めるための行動をしましょう。

何度でもフィードバックを繰り返してください。そうすればいずれ大きな結果を手にします。そして、「挑戦と克服の繰り返しは楽しい」と、それが人生の醍醐味《だいごみ》であることに気づけるでしょう。

グチや不平不満がぴたりと止まる魔法の言葉

劣等感や情けなさ、みじめさといった感情は、あなたに対する警告信号です。「くやしい」という気持ちにしたがって行動を起こしていれば、足りない能力を補うことができる。

といっても、何かひとつ行動を起こせば、自動的に強くなるわけではありません。コツコツ行動を積み重ねる過程でかならず通るのが、「何のために行動しているのか」、目的を忘れることです。

他人や環境に意識を奪われてグチを言ったり、不平不満を感じたり、自分以外のことで頭がいっぱいになるのは、たいてい目的を忘れているときです。

「言ってもしかたない」とわかっていても不満がこぼれたり、グチグチ言って前向きになれないという経験は誰でもあるものです。

それを「言わないようにする」と言葉だけをせき止めるのは、雑草の葉っぱをむしるようなもの。いくら抑えても、また雑草がはえてくるように口をついて出てしまうのではないでしょうか。

そんなときは文字どおり、根本から解消してください。**グチや不平不満を根っこから引き抜くのは意外とかんたんです。**

自分に対し、ひと言こうつぶやくのです。「そんなにイヤならやめてしまえ」と。これはとても強力な言葉です。私も週に一回ぐらい、多いときなど日に何回も「そんなにイヤならもうやめろよ」と自分に対し、言うことがあります。

なぜそんなキツい言葉を使うのか。あおっているのではありません。「イヤな思いをしてまでやらなければならない理由」を引きだすため。人はそれを始めた最初の目的意識や意味をよく忘れます。「やめればいい」と言って「やめるか」と言えるぐらいのことならよいでしょう。

でも、たいてい「イヤでも、しんどくてもやめられない」のではないでしょうか。たとえば、仕事や職場の上司との関係など、いかにつらくてもかんたんにやめることなどできません。だからこそ「それでもみずから選んでそれをするのはなぜか」と、自分に問うて欲しいのです。

私が経営していた会社を手放し、会社員に戻っていたころのこと。仕事は社内研修の企画です。その仕事についた目的は、カウンセラー、研修講師としてやり直すため。その先の目的は、視覚障害と姉の死に意味を見いだすためでした。

入社したころはハッキリ目的意識があったのです。

でも、日常に埋没していると、どんなに大きな目的でも忘れてしまうもの。ある日、あまった資料のホチキスを外し、それをシュレッダーにかけること一時間。「なんでこんなことしてるんだっけ」とふいに虚《むな》しさを感じたのです。

だんだんイヤなことに目が向き始めました。会社や上司に対する不平不満がどんどん出てきます。

ある会議で仕事に対する考え方がおりあわず、つい会社に対する不平不満を上司にぶつけてしまいました。すると上司は静かにこう言ったのです。「気持ちはわかる。でもそんなに不満ならやめるしかない」。キツイ言葉です。でもそのとおり。

ゲンナリした気分で歩きながら「本当にやめるか」と思った瞬間、われに返りました。「違う、視覚障害と姉の死に意味を見いだすため、もう一度やり直すためにここにいるんだ」。忘れていた目的意識をふと思いだしたのです。

「グチや不平不満を言わないようにする」というアドバイスはよく聞きます。でも、それはとても不自然なことです。

「思ったことを言え」というわけではありません。そうではなくて、「不平不満がまるでないかのようにごまかし、美化するのは不自然」と言いたいのです。

私にもイヤなことはありますし、キライな人もいます。でも、そんなささいなことに意識を奪われるのは、私自身が目的を忘れているから。不平不満は、自分の問題だということに気づいて欲しいのです。

人は誰でもイヤなこと、つらいことを乗り越える強さを持っています。でもそれは、その時間に意味があることを知っているからできるのです。

そこで過ごす意味や目的を忘れた人というのは誰でも弱くなるもの。口を抑えてガマンするのはほどほどにして、**「そんなにイヤならやめてしまえばいい」と言ってみてください。**

そうすれば、ずっと忘れていた「それでもやらなければならない理由」を思いだせるでしょう。

行動するときは虫の目で目先のことだけを見る

「目先のことにとらわれる」というのは、よい意味で使われる言葉ではありません。でも実はとても大事なこと。

自然な弱さを強さに変えるには弱さを補うような行動が必要です。ただし行動のフェーズにはいくつか障害があります。たとえば、「〇〇できない」と言ったり、失敗することを悪だと思って始めることができないとか、目的を見失うことも行動が止まる要因でしょう。

そしてもうひとつ、**「鳥の目」で全体像や未来のことまで見てしまうと、コツコツと行動することがバカらしくなります。だからこそ、「虫の目」で目先のことにとらわれる必要があるのです。**

「そうする意味」や大きな目的というのは行動を始めたり、続けたりするモチベーションになります。一方、実際の行動というのは地道《じみち》なものです。意味や目的などから意識を離し、目の前のことに集中しなくてはなりません。

重要なのは、鳥の目と虫の目を使いわけることです。

私は子どものころから父親に山に連れて行ってもらい、学生時代もずっと登山部だったので、これまでたくさんの山を経験しています。

あたりまえのことですが、頂上に到着するのに必要なのは一歩ずつ一歩ずつ、虫の目で歩くこと。ときどき地図を見て鳥の目で俯瞰《ふかん》もしますが、歩いている最中は虫の目になって無心で歩きます。

しかしムシムシと歩いているとつらいのです。「もうちょっとかな」と確認したくて、地図で残りの距離を見たりする。でも、まだ先が遠いことがわかってゲンナリする、ということもありました。

さらに「どうして山に登っているのか」や、「登った先に何があるのか」など、だんだん、よけいなことまで考え始めます。すると「何をやってるのか」と足を止めたくなる。

「鳥の目」で全体を見ることと、「虫の目」で行動することを混ぜるとつらくなります。**行動している最中は鳥の目を封印し、徹底的に虫の目でやる。目の前のことだけを見つめ、目標に到達すること、目先のことにとらわれる。とにかく「目で見えるもの」に縛られること。**

意味や目的といった「見えないもの」を忘れることも、何かを達成するうえで重要なことです。

片づけなども同じです。よく「きれいになった部屋をイメージしましょう」と言われますが、もし想像できたとしても、山のように積み重なったモノを見ていると、「とてもたどり着けそうにないな」とゲンナリするかもしれません。

鳥の目でゴールを描くことは大切です。でも、大きな目線のまま行動することはできません。

極端な話、片づけなら「落ちているペンを机の上に置く」という目先のこと、より小さなことにとらわれるのです。どんなことでも一個、一つ、一歩ずつ。虫の目にとらわれてください。

どんなに小さくても、それらはあなたをゴールに近づけてくれる「確実な一歩」になります。

「続ける」のをやめて、「今日やる」と言う

私は「続ける」や「継続」という言葉を使いません。なぜならどちらも不自然な言葉だからです。もちろん、過去に「続けよう」や「継続しよう」と言って始めたことは無数にあります。

でも、その結果、続いたものはひとつもありません。いま続いていることはすべて結果的に自然な流れで「続いてしまったこと」なのです。

よく「継続は力なり」といいます。たしかに大事なことなのですが、実際、そんなにかんたんに継続したりなどできるでしょうか。

「運動したいのに継続できなくて」「ダイエットを続けるの難しくて」「節約したいけど続かないんです」と言う方はたくさんいます。

「どうすれば継続できる自分になれるのか」。結論からいえば、言葉を変えることです。具体的には「続ける」や「継続」という言葉を使わず、三日だけ「今日やる」と言ってください。

もちろん、言ったからには「有言実行」です。

なぜ「続ける」「継続」と言うべきではないのか。「続ける」という言葉の品詞は何かわかりますか。動詞です。動詞とは「動きを表す言葉」、たとえば、「飲む」や「座る」などの動詞ならすぐ、確実に実行することができます。

では、「続ける」とはいったいどう動けばよいのでしょうか。そう、まるで具体性がないのです。「継続」にいたっては品詞が名詞です。具体的にどうすればいいのか、イメージができない。動くための言葉として、不自然なのです。

本来、「続ける」や「継続」という言葉は「続いている」という状態を示したり、「続けた」という結果を表現する際に使うもの。なので、始めるときに使うのは不向きです。

「継続」という言葉は「未来の行動を今、決める」という重みを感じさせます。たとえば「今年いっぱい続ける習慣」を決めたら、一年分の労力を背負っている感じがするわけです。「続かなかったらどうしよう」と不安になると「今日やること」に集中できない。結果やめてしまう。

要するに「続けよう」とするから続かないのです。

運動やダイエット、貯金、そのほかよい習慣を「続けたい」と感じたら、そのとき感じた感情のエネルギーを利用し、つまり勢いで「今日やる」と言って実行してください。そして明日も「今日やる」、明後日《あさって》も、三日だけ「今日やる」と言って実行して欲しいのです。

たいていのことは三日も続けば、「昨日もやったし、今日もやるか」となんとなく惰性《だせい》で行動するものです。少なくとも初日よりラクにこなせるでしょう。

「今日やる」が積み重なった結果が「継続」。始める前から結果を課し、不自然なプレッシャーを背負う必要はありません。

実際、私は十年以上、定期的に筋トレする習慣が続いています。でも「続けよう」や「継続」という言葉を使ったことはありません。「今日やる」や「今やる」と言って、有言実行しているだけです。

「続けなきゃ」という力みも重みもない分、自然な結果で「続いて」います。

これまであなたが続けられなかったのは「続ける」や「継続」という重い言葉でプレッシャーをかけてきたから。あなたにとって本当に必要なことであれば、力まなくても続いてしまうはずです。

大丈夫です。「続けられない人」はいません。「継続」という呪縛から自分を解放すれば、不安や緊張、心の力みが取れます。

たった三日で構いません。「今日やる」を有言実行してください。そうすれば、ふと振り返ってみたとき「続いた」と言える日がくるでしょう。

「人は変えられない」からと諦めてはいけない

職場の人間関係、夫婦関係、子どもとの関係、あなたにも「変えたい他人」がいるのではないでしょうか。

誰かを自分の思うように変えたい。でも何を言っても変わらない。イライラして振り回されてしまう。とくに、どう考えても相手が間違っているときほどそう思うもの。変えようと思えば思うほど、相手もかたくなになってドツボにハマる。

ムリだとわかっていても「人を変えたいと思う」のは自然な感情です。でも「人を変えようとする」のは不自然です。

「人は変えられない」という言い回しはあなたも聞いたことがあるでしょう。そもそも、なぜ人を変えたり、思いどおりに動かしたりすることができないのでしょうか。

人はモノではないからです。自分がモノのように人権無視で扱われたり、操《あやつ》り人形のごとく好き勝手に操作されるのを想像すれば、できない理由もわかるはず。

「会社の操り人形になっていますが……」と言われたこともありますが、それは報酬《ほうしゅう》や待遇といったリターンが欲しいがため、自分の判断で、「操られてあげている」が正解でしょう。

もし同じ理屈で「子どもに勉強させた」としても、その結果が、思うようにコントロールできないことは想像すればなんとなくわかるはずです。

「カウンセラーは相手を変えるのが仕事ではないの？」と思われるかもしれません。たしかにこれまでたくさんの方の悩み相談に乗ってきましたが「相手を変えられた」ということは一度もなかったように思います。

ただ影響を与えたことで、ご本人が自分で変わっただけなのです。

「人を変えることはできない」のは真実です。でも、だからといって「何もできない」と

諦めてはいけません。直接的に、人を変えることはできなくても、こちらから影響を与えた結果、間接的に相手が変わることがある。それを意図的に狙うのです。

やるべきことはたった三つ。

1、どんな反応を返して欲しいのかを決める
2、どう行動すれば1を引きだせるか考える
3、2を自分の課題として試行錯誤し続ける

直接、相手を変えようと思うからいけないのです。ゲームの世界を想像すればわかりやすいでしょう。たとえば、マリオカートで遊んでいるとき動かせるのは特定のキャラクター一人。妨害してくるキャラがどんなにうっとうしくとも、ほかのキャラを動かすことはできません。イライラしても意味がない。

実は、現実世界もそれとまったく同じなのです。私たちにとってのコントローラーとは「意思」のこと。残念ながら、それは他人とつながっていません。どんなにその他人が邪魔でうっとうしくとも、意思で自分を動かすこと以外、できることはないのです。

私たちはお互いに影響を与えあって生きています。相手の反応次第でこちらの反応が変わるのと同じで、こちらからの言動を通じて影響を与えれば、相手が変わることがあります。

この考えにいたるまで私自身、無数の失敗を繰り返してきました。それらのうち、もっとも痛い思いをしたのが「妻を変えようとしたこと」でしょう。

妻が職場の過重労働から抑《よく》うつ状態となり、その支援生活をしていたころ。妻はときどき「死を仄《ほの》めかすこと」があったのです。

ある日、妻から届いたメールを開いてギョッとしたことがありました。書いてあったのはひと言、「さようなら」。急いで家に帰ったことを覚えています。

私は姉をうつ病による自死でなくしている分、「また家族を失うのか」と恐怖心が強かったのでしょう。「もうそういうのやめろって!」と妻を変えようと大声を出したこともあります。

ある日、研修の講師として「他人は変えられない」という内容を話したとき、受講生からこう問われました。「ということは、何もできないということでしょうか」と。彼は上司を変えたがっていました。

私の答えはこう。「相手を変えようとするからうまくいかない。間接的に影響を与えるという考えに変えてください。相手から影響を受けているなら、こちらからも影響を与えることができますよ」。そう言い終わった瞬間、「あ、自分のことだ」とわかりました。

当時、妻に対する私の態度が影響を与えていたのでしょう。夫から邪険《じゃけん》にされている。必要とされていない。私はいなくていい——。さまざまな影響を与えていたはず。

妻から「死を仄めかす」という反応を引きだしていたのは、ほかでもない私の行為であったことに気づいたのです。

妻の変化を期待するのではなく、私自身にできることがあるという気づきは心を穏やかにしてくれました。「妻が変わるべき」と信じていた自分を恥ずかしく思います。

もちろん、それがすべてとはいいませんが、妻を変えようとするのをやめ、私自身ができることに意識を向けて以降、妻はみるみる元気になっていきました。

他人を変えたい、思いどおりに動かしたくなる。こういった気持ちは誰にでもある自然なもの。**ただしあなたが変えたがっている相手も、あなたのことを「変えたい」と思っているることに気づかなくてはなりません。**

私自身も、いまだに「言っても変わらない人」を変えたくなることはあります。いいのです。そのたびに自然な弱さに気づいて自分を変えられたら、それでいい。

きっとこれからも思いどおりにならない他人は現れるでしょう。この言葉を覚えておいてください。**「相手から影響を受けているなら、こちらも影響を与えることができる」。**

自身を動かすことに集中できれば、「あの人を変えてやりたい」とイライラする時間も減らせるはずです。

第六章

人間関係を最適化すると自然な強さが生まれる

「三つのK」を増やして人間関係の質を高める

自然な弱さを認めるのが難しいのは「そう感じるにふさわしい理由」について共感してくれる他人がいないから。自然な弱さを否定し、不自然に弱っている状態の人というのは、たいてい不自然に強がっている人に否定されています。

たとえば、仕事でミスをして落ちこんだとき、「大変だったんだね」と共感されるのと、「そんなことで落ちこむな！」と否定されるのとでは、メンタルの動きがまったく変わってきます。

実際、そういった言葉がなくても、「否定されるに違いない」と感じていれば、自然な弱さを自分でも認めるのが難しくなってしまいます。

メンタルの自然な強さを手に入れるため、もっとも力を注ぐべきなのは、人間関係を整えること。人間関係の質を高めていけば、あなたのメンタルはもっと安定したものになるでしょう。

では具体的に、**質の高い人間関係とはどういうものなのでしょうか。それは「三つのK」がたくさんある関係です。**

協力できること、共感できること、共有できること。

この三点を満たせる人間関係を増やす、もしくは今ある人間関係で、三つのKを増やしていって欲しいのです。

協力、共感、共有という三つのKは、人間にとっての「精神的な栄養」だと思ってください。メンタルは筋肉のようなもので、精神的な傷を認めると「足りないもの」を補うように行動して、傷つきにくくなることはすでに述べました。

ただし、ただ傷がつけば強くなるというものでもありません。筋肉の場合、十分な栄養、たんぱく質をとらなければ補償作用である超回復が起きないのです。

メンタルもそれと同じです。**自然な弱さを認めて精神的な痛みを受けるのに加え、協力、共感、共有という栄養をとる必要がある。**

では、どうすれば、三つのKを満たせる、質の高い人間関係を築くことができるのでしょうか。**端的にいえば、「助けあわないとできないようなめんどうくさいことを一緒にする」のです。**

地方の山奥で自給自足生活する家族に密着取材するというテレビ番組を観たことがあります。電気や水道といったインフラもなければ、食料をお店で買うこともできません。家畜を飼いながら、家族や地域で助けあって生きる。ある意味、人間らしい暮らしをしている方たちです。

その日の番組で「ハンバーガーをつくろう」ということになりました。パンを焼き、獲った鹿肉をこね、野草をとり、ニワトリの卵からマヨネーズをつくり、家族みんなで協力して、やっとのことでハンバーガーが完成します。

参加していた芸能人がこんなコメントをしていました。「みんなでつくって、こうやっておいしいって褒《ほ》めあえるのは、これは店では買えない」と。これこそが、理想的な協力、共感、共有です。

なにも自給自足生活をする必要はありませんが、実は、**私たちが生きている現代社会で、三つのKを手に入れるのはなかなか難しいのです。なぜなら私たちが住んでいるのは、「助けあわなくてもなんとかなる便利な社会」だからです。**

誰かと協力しなくても、お店に行けばハンバーガーは食べられますし、その気になれば、必要なものすべて、誰とも会話することなく手に入れることさえできる。

その便利さ、手軽さと引き換えに、共感や共有の機会は格段に減りました。意識しなければ「助けあわないとできないめんどうなこと」をしなくなっている。つまり精神的な栄養不足になりやすいということです。

「助けあわないとできないめんどうなこと」は探せばいくらでも見つかります。そもそも仕事というのは、三つのKの宝庫です。私生活でわかりやすいのがスポーツやバーベキューなど。ほかにも、お祭りやライブイベントなどもいいでしょう。

リアルな場所でなくても構いません。同じ趣味を語りあえるネットコミュニティや協力して進めるソーシャルゲームもアリです。たくさんの方がＳＮＳに時間を使っているのも、そこで協力、共感、共有が得られるからです。

「今日はどのぐらい協力、共感、共有を得られたかな」と、三つのＫを意識して、それを目安に人間関係の質をどんどん高めていってください。そうすれば、あなたのメンタルは自然と安定したものになっていきます。

いちいち言葉で「大変だったね」と言われなくても「わかってくれる人がいる」という安心感が芽生えるからです。**無言の信頼に囲まれていれば、一人でいても自然な弱さを認められるようになります。**

「話を聞いてもらう相手」は誠実な人を選ぼう

「悩みを聞いてもらってスッキリした！」

「わかってもらえるだけで気が楽になる」
「気持ちを受け止めてもらえてよかった」
このように感じた経験はあなたにもあるかと思います。カウンセラーという仕事柄、こう言っていただけることはよくありますし、私自身、気持ちを理解してもらえると安心を感じます。

しかし、「話を聞いてもらう」のは、ギャンブルのようなもの。**わかってもらえる、受け止めてもらえるかどうかは自分自身の力量ではなく、運任せではないにせよ、ほとんど相手次第です。**

「夫に話しても理解してもらえないし、どうせ否定されますから、もう何も話しません」という女性の声はこれまで何千回も耳にしました。

正解です。誰彼《だれかれ》なしに相手を選ばず「共感」を求めていると、より傷つくことになるでしょう。

どんな相手にならば「話を聞いてもらう」というギャンブルに勝てるのか。答えは「誠実

な人」です。

「理解されないことによる精神的な傷」、私も何度となく経験しました。障害を負って間もないころのこと。「目が見えづらい」と伝えると、なぜか皆さん、同じようなことを言うのです。

「私も目が悪くて、メガネ（コンタクト）を外すと、あまり見えないんですよ」。おそらく気を遣ってくれているのでしょう。この「私も」を聞くと、いつも謎のもやもやを感じていました。気遣いはありがたいのですが、「目が悪い」のレベルがケタ違いで、虚しさを感じたものです。

そんななか、忘れられないのは、ある取引先の男性が言ったひと言。私が彼に抱いていた印象は「不器用、でも誠実な人」でした。

視覚障害を負ったことを伝えると、彼はボソッとこう言ったのです。「片田さん、おれ……正直……何も言えないっす」。それは、とても誠実な言葉でした。

解決策などありませんし、優しい気遣いがむしろ痛々しく感じていたころ、彼が発した

「誠実な言葉」に心が癒されたことを覚えています。

悩みや苦痛を他人に話して気が楽になるのは、「自分一人で背負っているのではないこと」を実感できるから。前述したとおり、人間は一人で生きられるほど、強い存在ではありません。

実際、問題を解決するのは自分自身です。それでも、「信頼できる誰か」がいて、困ったときは「同じ問題意識」を共有してくれる。その実感があってこそ、勇気が湧いてくるのです。

「話を聞いてもらう相手」を間違えると、あなたのメンタルはどんどん傷ついていきます。**解決策を教えてくれる優秀な人、気を遣ってくれる優しい人よりも、「同じ目線で考えてくれる誠実な人」を選んで本音を話せばよいでしょう。**

「わかってもらいたい」のハードルを下げよう

何か大きな悩みを抱えていたり、気持ちが前向きにならなかったり、未来のことで不安になっていたり。そんなとき誰かにそれを話して理解して欲しくなるものです。

ところが、大事なことほど他人《ひと》にわかってもらうことは難しいもの。「誰もわかってくれない……」と、さらに気持ちが深く沈みこんでしまうこともあるでしょう。

わかってもらえないと残念な気分になる、ガッカリする――。これらも自然な弱さであり、おかしなことではありません。そこで「どうしてわかってくれないんだ！」と声を荒らげると、よりわかってもらえない。不毛な気持ちになるものです。

では、どうすればわかってもらえるのか。

第一に「わかってもらうのハードルを下げること」、第二に「わかってもらう工夫をす

ること」です。

言葉というのは不完全なもの。見たものや聞いたもの、感じたことをそのまま口にしても、あなたの頭にあることが細部まで含めて百パーセント、相手に伝わるなどということはありえません。

夫婦や親子など密接な関係だと、なおさら「わかって欲しい」のハードルが上がります。

それに、何かで悩んで不安になっているときというのは、冷静に言葉や表現を選ぶ余裕もありません。伝えるための工夫を怠《おこた》っているのに、ありえないほど高い理解を期待していれば、「わかってもらえない」でイヤな気分になるのも当然です。

私も、「どのぐらい目が見えづらいか」について「誰もわかってくれない」と悩んでいた時期がありました。とくに経営していた会社を手放し、会社員に戻ったころのこと。「視覚障害者であること」は伝えているものの、「どのぐらい見えづらいのか」、まわりの方に伝わらず、もやもやしていたのです。

そんなときある人がこう聞いてくれたのです。「片田さんの目、どのぐらい見えないのか、よくわからなくて」と。

そのとき「誰もわかってくれない」と卑屈《ひくつ》になっていたことに気がつきました。**伝える努力もせず、「わかってもらう」を期待していた自分が恥ずかしくなったのです。**

それからは「どのぐらい見えづらいのか」、視野を表現する図をつくるなど「わかってもらうための工夫」をするようになりました。

その過程で感じたのが何が見えて、何が見えないか、それはとても主観的な感覚であり、完璧にわかってもらうことなど不可能だということ。

長年、一緒に暮らしている妻でさえ「わからない」と言います。ましてや、それを会って間もない他人に「わかって欲しい」と期待するのは、みずから「失望のタネを蒔《ま》いている」ようなものといえます。

どう考えているか、どう感じているか、というのもまったく同じ、主観的なもの。それらが相手に伝わるのはむしろ奇跡的なことだと考えてください。

伝えたい、わかって欲しいことのせいぜい二割が伝われば十分。結果、半分も伝われば、むしろ喜びさえ湧いてきます。

「わかってもらえない」というガッカリ感を減らしたければ、「わかってもらう工夫」をしたうえで、「わかってもらう」のハードルを下げてみましょう。

「わかってもらいたい」なら、先にわかってあげる

自然な弱さを強さに変えるのに、他人からの共感、つまり、「わかってもらうこと」は欠かせません。

わかってもらう工夫をし、「わかってもらう」のハードルを下げたとしても、それでもわかってもらえないことはもちろんあります。もっとも悩まされるのは、お互いの「わかってもらいたい」がぶつかってしまったときです。

たとえば、上司と部下、夫と妻、親と子など、接する時間が長く、かつ感情的なやりとりが多い関係性において、お互いの「わかってもらいたい」をぶつけあう、「わかって欲しい戦争」が起きやすくなります。

仕事の会議のような論理的に話しあう場でも、よく起きるもの。

「わかって欲しい戦争」を終わらせるのは難しくありません。「わかって欲しい」を奪いあっているのですから、まずは絶対に正論を口にしないこと。

「どちらが正しいか」の世界から抜けて、より冷静なほう、本書を読んでいるあなたから先に相手をわかってあげてください。考えや気持ち、価値観、いいかえると、相手がそう考えている、そう感じている、そう信じていることを代弁できるぐらい「わかってあげる」のです。

一度、夫婦不和の仲裁をしたことがあります。典型的な「わかって欲しい戦争」で、どちらも「大変さをわかってくれない」と言っていました。

個別でよくよく話を聞いた結果、より冷静だったのは奥様のほう。「旦那さんの言い分を代弁できるぐらい聞いてあげてください」と奥様と打ちあわせし、私から旦那様にこう伝えたのです。「奥様、反省されていました。自分の気持ちばかり主張して悪かったと。お二人でお話しされてみてはいかがですか?」と。

結果、「わかって欲しい」が満たされた旦那様が「自分のことばかりになって済まなかった」と奥様の考えを進んで聞いてきたそうです。

奥様いわく、「結婚してから、あんな素直な夫は初めて見ました」とのこと。人は「わかってあげる」と「わかってくれる」ものなのです。

人にとっての三つのK、協力、共感、共有は精神的な食事にも等しい。本来、毎日のように摂取《せっしゅ》しないといけないぐらい大切なもの。一度、「わかってあげる」と「わかってもらう」が循環し始めると、人間関係もよくなります。

わかってもらいたいのはあなただけではない。目の前の人もわかって欲しいと思っている。お互いが口を開いていてはどちらの声も聞くことができない。冷静な側が先にわかってあげる。

人間関係というのはお互いの間にあるもの。双方のやりとりによって決まるものです。その関係性にどちらのせいというものはありません。相手に対してあなたが感じていることというのは、たいてい相手があなたに対して感じていることと同じなのです。

「わかって欲しい」と思うなら、冷静なあなたから先にわかってあげてください。そうすれば、戦争も終わって、共感が循環する関係性が始まるでしょう。

人間関係で対立したら「私たち」で乗り越える

「またかよ」。リビングに放置されたチューハイの空き缶を見つめ、小さなため息をつくのが日課となって三カ月。妻はもともとお酒が好きなほうで、夕食のときは欠かさず飲む人でした。

もちろん、健康なときならば飲んでくれて構いません。でも、その当時、妻は「うつ病」と診断されて、医師に飲酒を禁じられていたのです。

「どうして飲んだらいけないの」と言う妻に、「いやいや、飲んだらダメって言われてるし」とお決まりの応答をする。もはや、毎日のルーチン会話です。いま思えば、そんな険悪な夫婦関係では「うつ」がよくなるはずもありません。

夫婦関係に限らず、友達同士や職場の人間関係でもお互い意見が対立し、険悪な雰囲気になることはよくあるものです。毎日のように顔を合わせる関係ならなおさら「どうにか人間関係がよくならないか」と思うこともあるでしょう。

実際、カウンセリングの場でも「どうしたら人間関係をよくできるか」と問われることは少なくありませんが、**どんな人間関係にも共通する方法があります。**

結論からいえば、主語を変えること。「私」という主語を使うのをやめて、代わりに「私たち」という主語に変えてみてください。

関係が対立している。それは、つまり「私」と「私」の意見がぶつかっているということ。

たとえるなら、ボクシングのように「私同士」が正しさを巡って競っているようなもの。たとえ力で打ち負かしたとしても、関係はよくなるどころか、さらに険悪な雰囲気になるでしょう。

使っている言葉というのは考え方に影響を与えます。**誰かと何かをするとき、「私」という言葉は「対立前提」の関係を生みやすい。それを「協力前提」のもの、つまり「私たち」という言葉に変えるだけで、対戦相手のことがチームメイトのように感じられるのです。**

たしかに私と妻は、お互いの「私」をぶつけあっていました。毎日のように繰り返される不毛なやりとりに疲れ果て、「もう一緒にやっていくのはムリかもしれないな」と、ときどき離婚という選択肢が頭をよぎることもありました。

ある日の夜、そんなホンネが出てしまったのです。「もういい加減にしろよ！」と声を荒らげたことをきっかけに、ずっと抑えてきた不満が爆発してしまいました。

「そんなに飲みたいんならさ、もう一人で暮らせばいいんじゃない？」。それを聞いた妻は、何も言わずに外へ飛びだして行きました。

「そのうち帰ってくるさ」とたかをくくっていたのですが、なかなか帰ってこない。携帯電話も置いたまま。不安に駆られてあたりを探し回っても、妻の姿は見あたりません。「何かあったのかもしれない」。不安が募るばかりです。

やっと妻が帰ってきたのは深夜二時になったころ。静かに玄関を開けた妻を見たとき「ホッ」と安心したことを覚えています。

「屋上に上がれるマンションをずっと探したけど、見つからなかった」。突っ立ったまま妻はそう言いました。

瞬間、イヤな記憶がよみがえります。うつ病だった姉が自死したときのことを思いだしたのです。「このままではマズい、自分が変わらないとまた家族をうしなうことになる」と、私は考え方をあらためる決意をしました。

それからです。「私たち」という主語を意識して話すようになったのは。お酒について、「妻は」飲みたい。でも「私は」飲んでほしくない。では、その上で、「私たち」はどうするのか。私たち二人の問題として一緒に考えるようになったのです。

日本語は、主語を省くことの多い言語です。

実際、「私たちは〜」と口にすることはないものの、「私たち主語」を意識するだけで、それまでのように「私同士」がぶつかる対立関係は、だんだんと和らいでいきました。

それまで私は妻のうつ病は「妻の問題」と考えていたのです。それが根本的な誤りでした。

休職して半年も経った妻は「誰にも必要とされていないんじゃないか」と毎日、恐ろしかったと言います。恐怖心から逃げたくてお酒に手が伸びるという話も、その日初めて聞いたのです。さらに「家でも、あなたにも必要とされていない気がしていた」と聞いたとき、それが「私たち家族の問題」であったことを確信しました。

その後、無事にうつから回復してくれた妻とは、今でも「私たち」を大切にしています。お互いの仕事について考えるときも他人事《ひとごと》ではなく、いつでも「私たち目線」です。

ときどき、ささいなことでケンカしたり、不満をぶつけたりすることもありますが、何日も引きずるようなことはありませんし、お互い素直に謝って仲直りできるのも「私たち目線」のおかげでしょう。

人間関係の対立は「私たち」で解消できます。もちろん、裁判のような争いあう場所なら「私目線」でよいのですが、協力するべき家族や同僚、上司が相手なのに、どちらも「私目線」だと困ります。

「私はこう思う」、でも「あなたはこう思う」。そして「私たちはどう判断するのか」、協力して答えを出さなくてはなりません。

自分のことが一番大切なのも人間らしさのひとつ。あって当然の自然な弱さです。一緒に生活していたり、毎日仕事で顔を合わせたりしていれば、ときに「私同士」がぶつかることもあるでしょう。

ぶつかることが問題なのではありません。ぶつかったあと、相手のせいにして何もあらためないことが問題なのです。

「どちらが正しいのか」「どちらが悪いのか」という前提から抜けだしましょう。そのためのきっかけとして、まず「私たち主語」を意識してください。

大切なものを喪失したら「借りもの」と考える

「大切なもの」を失ったら、あなたはどう感じるでしょう。たとえば子どもが独立して家を出たら、長くつきあった彼氏や彼女と別れたら、妻や夫と別れたら、病気や事故で健康を失ったら、あなたはどのように感じるでしょうか。

何もやる気がしなくなるかもしれませんし、人生に絶望するかもしれません。生きている意味がわからなくなるかもしれません。「喪失《そうしつ》」はあなたのメンタルをボロボロにするでしょう。

大切なものを失って落ちこむことは異常なことでしょうか。病気として治療するものでしょうか。それは、そう感じるにふさわしい理由のある自然な弱さです。**では、喪失でボロボロに弱くなったメンタルはどうすれば元に戻るのでしょうか。**

答えは「失ったものを見るのをやめること」です。

では、代わりにどこを見れば、あなたのメンタルが喪失から立ち直れるのでしょうか。

それには、手元にある「失っていないもの」を見ることです。

私が体験した「喪失」の話をさせてください。

子どもがいない私たち夫婦にとって、今いる四匹の猫たちは家族も同然。私と妻にとって、忘れられない「大きな喪失」といえば、結婚当初から一緒だった猫の幸之助を失ったことです。

異変に気がついたのは死の数日前。慢性腎不全による尿毒症で、八歳でなくなりました。

視覚障害を負う少し前から私が飼っていた猫なので、孤独なときに支えてくれた大切な存在。妻にとっても、うつ病で苦しかった時期を乗り越えるのに助けられた心の支えでした。

姿は猫でも、私たち夫婦にとって彼は家族。急に訪れた別れを受け止めきれない日々が続きました。

いわゆるペットロス。何もやる気がしない、絶望の闇が晴れる気がしない。食べて寝て、ふつうに生きてはいるものの、生きている実感というものがない。
「私がもっと早く気づいていれば」、顔を合わせるたび、妻は後悔で嘆きます。私自身、喪失感でいっぱいなとき、何かを言えるはずもなく、家のなかは、文字どおり、お葬式のような沈痛な雰囲気が漂っていました。

大切なものの喪失から立ち直るカギとなるのは「失ったもの」ではなく、「失われなかったもの」に目を向けること。**私たちは幸之助が「いてくれた八年」に目を向けることにしました。**

駅前で里親募集をしていた際に出会ったころのこと、体が小さく弱々しかったこと、私のお腹の上で一緒に寝ていたこと、妻が知らない四年のことも写真を見ながら一緒に振り返りました。

そして結婚して一緒に生活し始めると、私よりも妻のほうに懐《なつ》いてしまい、実は私がさびしく思っていたこと、冬になるとかならずベッドで一緒に寝てくれたことなどもすべて語りあいました。

「失われなかった八年分の幸せ」に目を向けたのです。すると、無限に湧いてきていた後悔の念がピタリと止まり、それが感謝の念に変わりました。私のことを四年、私たち夫婦のことを四年、支えてくれた大切な八年は失ってなどいない。

「失われたもの」を見ていると奪われた気分になりますが、「失われなかったもの」を見ていると恵まれていたことに気がつきます。

「大切なもの」はすべては借りものです。いつまでも存在してくれるわけではありません。なのになぜか、それが「永遠にある」と感じてはいませんか。

大切な人も、自身の健康も、そして命も、いつか「返却を迫られる日」がかならずきます。延期も、拒否も、できないのです。

あなたが失った「大切なもの」は二度と戻ってくることはないかもしれません。だとしたら、それがあった時間がむしろ恵みだったのです。

たとえわずかであっても、まだ手元に「失われなかったもの」があることを思いだしてください。そうすればあなたは、奪われたのではなく、恵まれていることに気がつくでしょう。

確実さにこだわらず、不安でも飛びこんでみる

新しい仕事を始めたり、苦手なものを克服したり、難しい試験にチャレンジしたり、過去にやったことがない、何か新しいことを始めようとするとき、ワクワク感もあれば、「失敗したらどうしよう」と不安な気持ちもあるでしょう。

どちらも人間らしい自然な反応です。でも、ワクワク感よりも不安が大きいと「やっぱりやめておこうかな」とチャレンジを諦める心境になりがちです。どう考えればよいのでしょうか。

「仕事を始めようと思うのですが、どんな仕事がいいのか迷ってしまって動けなくて」と言うのはある四十代の女性。

「ずっと専業主婦で、仕事をするのは二十年ぶり」とのこと。求人誌を持って帰ったり、ハローワークで求人票をもらったりするものの、なかなか応募活動に踏みきれず、「身動きが取れなくて」と言います。

不安から行動が起こせなくなるのは誰にでもあるもの。それ自体、自然な弱さなので否定する必要はありません。まず「なぜ、うまくいくかどうかが不安なのか」と自覚しましょう。そのうえで重要なのは、「確実さにこだわりすぎないこと」です。

不安というのは、これから起きることにうまく対処するための動機づけ。なるべく失敗せず、ことを進めるため、できうる限りの準備はするべきでしょう。

とはいえ、どんなに準備をしたところで「うまくいくかどうか」は未知数。確実さや正しさにこだわりすぎると、迷いが生まれて、身動きが取れなくなってしまうのです。

私の友人で「起業スクール」を経営している人がいます。会社員として勤めながら独立を計画している人は少なくないそうです。

友人が残念そうに言っていました。「何年も通ってもう計画はあるのに、それを実行にうつせない人がほとんど」だというのです。

もちろん、不安なのはわかります。安定した収入を捨てて、いかに好きな仕事だとしても不安定な暮らしを始めるのです。不安がないというほうが異常でしょう。

「絶対うまくいく計画を立てたい」「成功確率を百パーセントに近づけたい」という気持ちもわかります。だとしたら、永遠に行動などできません。

未来が不確実なのはあたりまえのこと。計画や予測、分析、計算、確率論というのは不安を軽減してくれるかもしれません。でもゼロにしてはくれない。

たとえ完璧な計画ができても、それは「うまくいく保証書」ではないのです。何をやるにせよ、かならず「不確実さ」は残ります。

カウンセリングをやっていると「不安だから行動できない」という訴えはよく耳にします。でも実は反対だということに気づいてください。

真実は、「行動しないから不安が消えない」のです。不安とは、これから起きることに対して備えるよう、行動修正の必要性を知らせるサイン。それは自分自身の手足や体を動かして、つまり、行動しなくては消えないものなのです。

かくいう私も、不確実さによる不安から身動きが取れなくなったことはあります。経営していた会社を売却し、「これからどう生きるのか」方向性を模索していたころ。視力を大幅に失ったうえ、年齢は三十歳とけっして若いわけではありません。間違えることが恐ろしかったのでしょう。

何も選ぶことができず、立ち止まっている私に友人がこう言ってくれました。「たぶんどれを選んでも後悔することなら必ずある。選んだ道をこれでよかったと言えるように、これからがんばれば大丈夫なんだと思うよ」と。

まったく同じことを前述の主婦の方に伝えたところ、「確実さにこだわっていた気がします。自分にできそうな仕事に応募して、縁があったところで働いてみたいと思います」と、笑顔で帰っていかれました。

新しいことに挑戦するというのは、まるで明かりのない初めての道を歩くようなもの。不安が湧かないはずがありません。それでも一歩、足を前に出してください。

人生はあなたが思っているよりずっと柔軟にできています。不安でも前に進めば、計画できなかった出会いがあったり、予測できなかった希望が見つかったり、計算できなかった奇跡が起きたり。選んだ道を「これでよかった」と思えるようなできごとはかならず起きるものです。

メンタルの弱さと強さは車の両輪と考える

本書のメッセージを要約するとこうなります。**自然な弱さを認めることが本当の強さ、それを自己否定や強がりでごまかすのが本当の弱さ。**

こういった「格言」のような言い回しはあなたも聞いたことがあるでしょう。でも実際、自然な弱さを認めるのは難しいこと。無自覚に自己否定したり、強がったり、不自然なメンタルで過ごしてしまっていたのではないでしょうか。

メンタルが強いか、弱いか。いわゆる「二項対立」で、ものごとを考えていると、どうしても「よいか悪いか」というニュアンスがくっついてきます。よいものを肯定し、悪いものを否定する。そうなると落ちこみや不安、クヨクヨ、マイナス思考やネガティブさといったメンタルの弱さを否定したくなる。それもわかります。そこに「自然か不自然か」、もう一つの軸を加えることで、いつのまにか縛られていた「よいか悪いか」の呪縛から抜けだしてもらうこと。それが本書を通じて私が伝えたいことでした。

実際のところメンタルの状態に、よいも悪いも、強いも弱いもありません。一見、「メンタルが強い人」でも、それまで何度となく精神的な痛みを感じたことがあるはずです。意図的ではないにせよ、「二度と傷つきたくない」と、そのために、弱さを行動に変えてきたのでしょう。

「メンタルが弱いので」という表現は「だから○○できない」、つまり「偽できない」の原因として使われることが多いのではないでしょうか。

「メンタルが弱いから行動できない」のではありません。「いつまでも行動をあらためないから、ずっとメンタルが弱っている」だけなのです。

そもそも「強いか弱いか」で割りきれるほど、私たちのメンタルは単純ではありません。強さに固執して自分を見失う弱さもあれば、自身の弱さをさらけだす強さもあります。

「強いか弱いか」と二つに分割するのではなく、「強いも弱いも」と、両方の性質を調和させること。

マイナス思考とプラス思考、ネガティブとポジティブ、落ちこみや不安のような感情と喜びや安心感のような感情、これらの一見、対立しているように見えるものも車の両輪です。どちらが欠けても人生はうまく回りません。

これらをうまく両立させることが本当の強さなのです。

繊細さや慎重さ、後ろ向きで不安になりやすい傾向というのは、危険なものや未知なものに対する感度の高さ。

たとえば、いち早く危険を察知し、対策を始められる、人よりはるかに入念に準備することができる、よくわからないものに不用意に近づかない。人生を安全なものにするため、それらは**優秀な盾《たて》や防具**となります。

一方で大胆さや楽観、前向きで攻めることも必要です。なぜなら、**繊細さや後ろ向きといった盾や防具だけで、人生を冒険することはできないからです。**

いかに入念な備えや用意をしても、危険や未知がゼロになることはありません。最後は「どうにかなる」と何の保証がなくても危険や未知に飛びこむ必要があるのです。私もよく「なんとかなる、大丈夫」と言います。

でも、その前向きな言葉は、膨大な備えや用意のうえに、最後に出てくるものだと思っています。

感情を疑わないでください。自然な弱さがあることを素直に認めると、それが何を警告しているのか、わかるようになります。

不自然に自己否定する回数が減れば、自分のことを信じられる感覚もより強くなっていくでしょう。

「何が起きても一瞬で自然な強さに戻れる」という自信が身につけば、ためらいなく行動を起こせるようになります。

強さと弱さ、自然と不自然、それらを道具として駆使《くし》し、人生の障害を乗り越えることそのものを楽しめるようになってください。

あとがき

二〇二一年一月三日。自宅で一人、静かに、この「あとがき」を書いています。実は昨年末、急に妻が精神の状態を崩し、元旦から入院することになったのです。

妻は「ペットシッター」というペットのお世話をする仕事をしていましたが、コロナ禍の影響で仕事の依頼が激減。

妻は犬や猫などの動物が大好きです。動物たちと触れあうのも、動物愛にあふれるお客様と話すのも、妻にとって生きがいともいえるぐらい大切なもの。大切なものを奪われて落ちこみを感じるのは自然な弱さです。

もちろん、そんな自分を「ダメだ」と否定したり、「大丈夫」と強がったりする必要はありません。泣いたり、わめいたり、盛大な儀式をすればいい。

そうしているうちに「環境を嘆いてもしかたない」、ただの能力不足であることに自然と気づきます。不安な気持ちを行動に変えれば、自然な強さにたどり着けた、はずなのに。

でも、妻はそうできなかった。こうなって初めて考えさせられます。果たして私は、妻の苦しみをきちんと共有できていたのだろうか、と。

というのも、自然な弱さを強さに変えるには「自然に健康である状態の人」から「わかってもらう」必要があります。

たとえ言葉がなくても三つのK、協力や共感、共有に満たされた質の高い人間関係があれば、弱さを不自然に否定したり、強がったりすることなく、自然なメンタルの強さにたどり着けるはず、なのです。

私は自分のことで頭がいっぱいだったのかもしれません。

妻のいない二日間、「こうなったのは私のせいだ」「大事な家族を救えないなんてダメだ」と、何度も何度もムダな自己否定を繰り返しました。

「この本を出版する資格なんかない」とも思いました。言葉で説明はできても活かせていないのです。それを読者に伝える資格などあるのか、と。

そんな思いを信頼できる友達に話したり、妻の心情を想像して泣いたり、ひととおり、儀式をしているうちに大事なことに気がつきました。

「誰も何も悪くない、ただの能力不足でしかない」ということを忘れていたのです。

妻が入院したという環境の変化を受けて私のメンタルは激しく揺れました。あたりまえです。恐怖や不安、孤独感、精神的に傷つかないほうが異常でしょう。そんな自分を不自然に否定してしまった時間もありました。

でも今は、不安だからこそ、妻に手紙を書いたり、猫たちの健康管理を考えたり、「自分にできる行動」に集中し、妻の回復を信じ、「元気な姿で帰ってくるのを待とう」と落ち着いた気分で過ごしています。

映画、『アフター・アース』にこんなセリフが登場します。

「危険は実在するが、恐怖心は自分次第だ」

自分の外側で起きている環境の変化は実在します。でも、**内側で起きている恐怖や不安は実在しない、いわば幻のようなもの。幻と戦ってはいけません。**それらは、環境の変化に対応するための、「利用するべき道具」なのです。

生きていれば、理不尽や不条理を感じさせる環境の変化は起きるものです。実際、多くの方がコロナ禍の影響で大変な思いを強いられているでしょう。悲しい、くやしい、不安、つらい、さびしい。**自然な弱さで痛みを感じるのはおかしなことでありません し、泣いたり、わめいたり、嘆いたりしてもいいのです。そして最後に、自分にできる行動に集中して、「自然に健康である状態」に戻ってきてくれたら、それで構わないのです。**

「まえがき」で述べたとおり、私は「メンタルが強い人」ではありません。「メンタルの弱さ」について少し知っているというだけの「ふつうの人間」です。

「いま弱っていること」は、悪でも罪でもありません。それは、とても人間らしい自然な姿です。精神的に成長するチャンスであることを疑わないでください。

『「メンタル弱い」が一瞬で変わる本』を書いた本人が、自然な強さに戻るのに二日もかかってしまい、お恥ずかしい限りです。でも、それをここに書けるのは、そんな自分から目を逸《そ》らさず、「人間らしい」と認めているからでしょう。

だからあなたも情けない、恥ずかしい自分がいても否定しないでください。「不自然なメンタル」におちいっている自分を見つけたら、それに気づいたことを褒めてください。どんな自分でも最後は「人間らしい」と認める勇気を持ってください。

そうすれば、何が起きても「自然に健康である状態」に戻れる本物のメンタルの強さを手に入れることができます。

最後になりますが、本書を出版するにあたり、編集していただいたPHP研究所の姥康宏様、出版のきっかけをくださった松尾昭仁様、そして、執筆作業を陰から支えてくれた最愛の妻にも、この場を借りてあらためて感謝の気持ちをお伝えします。

自然なメンタルを育てることで、一人でも多くの方の人生がより充実した、すばらしいものになりますように。

心理カウンセラー　片田智也

ウツっぽい状態や落ち込み、不安や恐怖などが強く、精神的な不調が続くようなら、心療内科など医療機関で受診することも考えてみてください。

それらはかならず理由があって生まれているもの。

医療機関を受診することは、その理由と向きあうためのひとつのきっかけとなります。

〈著者略歴〉
片田智也（かただ　ともや）
1978年、和歌山市生まれ、心理カウンセラー。大学卒業後、20代で独立起業するがストレスから若年性緑内障を発症、視覚障害者となる。同年、うつ病と診断された姉が自死。姉の死の真相を知るために精神医学や心理療法を探求、カウンセラーに転身する。教育や行政、官公庁を中心にメンタルヘルス実務に参画。2016年、プライベートメンタルジムThe Changeの商品開発責任者に就任。カウンセリングから企業コンサルティング、アスリートのメンタルトレーニングまで、メンタルの問題解決に広く取り組み、「精神のケガはあっても病気はない」というユニークな姿勢が高く評価されている。民間企業における研修やセミナーの受講者は延べ2万名以上。

The Change株式会社　https://www.the-change.co

ご感想やお問い合わせはこちらまで
tomoya.katada@gmail.com

企画協力　松尾昭仁（ネクストサービス株式会社）

「メンタル弱い」が一瞬で変わる本
何をしてもダメだった心が強くなる習慣

2021年3月4日　第1版第1刷発行

著　者　片田智也
発行者　後藤淳一
発行所　株式会社ＰＨＰ研究所
東京本部　〒135-8137　江東区豊洲5-6-52
第二制作部　☎03-3520-9619（編集）
普及部　☎03-3520-9630（販売）
京都本部　〒601-8411　京都市南区西九条北ノ内町11
PHP INTERFACE　https://www.php.co.jp/

組　版　朝日メディアインターナショナル株式会社
印刷所　大日本印刷株式会社
製本所　株式会社大進堂

© Tomoya Katada 2021 Printed in Japan
ISBN978-4-569-84858-7
※本書の無断複製（コピー・スキャン・デジタル化等）は著作権法で認められた場合を除き、禁じられています。また、本書を代行業者等に依頼してスキャンやデジタル化することは、いかなる場合でも認められておりません。
※落丁・乱丁本の場合は弊社制作管理部（☎03-3520-9626）へご連絡下さい。送料弊社負担にてお取り替えいたします。